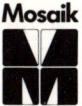

Mosaik

Charlotte Rogers

ZILGREI

für eine natürliche Schwangerschaft und Geburt

Atmung · Körperhaltung · Bewegung

Die bewährte Selbstbehandlung

Mosaik Verlag

Zeichnungen: Marion Adelsbach
Einbandgestaltung: Martina Eisele
Einbandfoto: Metta Holst

Bildnachweis:
Bavaria-Bildagentur   52
Image Bank   32
Jahreszeiten Verlag/Metta Holst Titelbild   24
Edith Lauenstein   20, 48, 70, 100
Marina Raith   42, 64, 82
Tony Stone Worldwide   38

Der Mosaik Verlag ist ein Unternehmen
der Verlagsgruppe Bertelsmann

© 1994 Mosaik Verlag GmbH, München / 5 4 3 2 1
Layout: Herbert Tausend, München
Satz: Layout & Grafik 1000, München
Druck und Bindung: Mohndruck, Graphische Betriebe GmbH, Gütersloh
Printed in Germany
ISBN 3-576-10407-0

Durch die Arbeit der Frau mit Atmung und
Bewegung nach Zilgrei können wir
Hebammen der Frau endlich das Gefühl
zurückgeben, sie selbst habe geboren,
und nicht Arzt und Hebamme
»haben das Kind geholt«!

Helga Müller, Hebamme

Meinem Sohn
Nicolas Benjamin Greissing,
der mit seinen zehn Jahren
mein größter Lehrmeister ist.

INHALT

Teil III
Übungsprogramme und Übungstagebuch 135

DANKSAGUNG

Die Jahre, in denen ich mich aus Leidenschaft und Überzeugung mit der Verbreitung der Zilgrei-Methode befaßte, sind ohne Zweifel die bedeutendsten meines Lebens gewesen. Sie brachten mir die Bekanntschaft und Freundschaft vieler lieber und wertvoller Menschen, deren Erfahrungen mich bereichert und belehrt haben. Ich danke den Hunderten von Frauen und Männern, mit denen ich in zahlreichen Ausbildungskursen mein Wissen über Zilgrei teilen konnte.

Mein größter Dank gebührt Dr. Hans Greissing, dessen Reichtum an Wissen mir neue Welten eröffnet und zu großem innerem Wachstum verholfen hat. Ich danke Adriana Zillo, deren intuitive Gabe das feminine Element in der Zilgrei-Methode verkörpert.

Mein besonderer Dank gilt den Hebammen Anne Varnhorn, der Entdeckerin der Zilgrei-Methode für die Geburtshilfe, und Monika Basqué, die sich mit vorbildlichem Einsatz um die Verbreitung der Zilgrei-Methode in geburtshilflichen Kreisen bemüht. Dankbar denke ich zurück an die Hebammen, die 1984 den Mut zeigten, den ersten Ausbildungskurs zu besuchen: Ilse Dall, Lisa Klapper, Erika Pichler, Andrea Jurk, Malwine Sydnaes, Hannegret Leuchtenberger, Anette Kopitke, Margrit Flügge, Gerlinde Schmidt, Hilde Knaup, Martha Giesgen, Eva Taubert, Margot Schmid-Siegert und Helga Müller, die so treffend den Zilgrei-Gedanken in Worte gefaßt hat. Ich danke den Hebammen Ilona Schwaigerl und Anna Maria Koch aus Österreich, deren Enthusiasmus für viele ihrer Kolleginnen ansteckend wirkte.

Mein herzlicher Dank gebührt auch Sigrid Bleuel, meiner Redakteurin beim Mosaik Verlag, die mit ihrer Ruhe, ihrer Geduld und ihrem Fachverständnis das scheinbar Unmögliche möglich macht.

VORWORT

Liebe Freundin!

Ich erlaube mir diese intime Anrede, weil das, worüber ich mit Dir sprechen möchte, sehr intim ist. Es geht um Dich, um Deinen Körper, um Deine Seele, um Dein Kind, das Du in Dir trägst. Es geht um Deine neue Beziehung zu Dir, zu Deinem Partner, zu Deiner Umwelt. Ja, es geht um ein ganz neues Weltbild, das sich Dir durch die Schwangerschaft, durch das Gebären Deines Kindes bietet. Dieses Weltbild, das sich auch verändern wird durch die Aufgabe des Beschützens und Leitens Deines Kindes bis hin zu seiner Selbständigkeit und Selbstbestimmung. Mit anderen Worten: Deine Welt wird nie mehr wieder die gleiche sein, die sie war, bevor Du schwanger wurdest. Diese neue Welt wird ungleich reicher sein an Freuden und an Sorgen, an schönen, aber auch an schweren Momenten, an Lachen und an Weinen, an Hoffnung und an Ratlosigkeit. Sie wird anregender, anspruchsvoller, bunter und vielfältiger sein. Und, wenn Du willst, wird die Erfahrung des Mutterseins das aufregendste Abenteuer Deines Lebens sein. Ich kenne keine Erfahrung, die mich so belehrt, mir mein Vermögen und meine Grenzen so eklatant vor Augen geführt hat, die mich einerseits herausgefordert, andererseits zu innerem Wachstum angeregt hat.

Ich fühle mich Dir verbunden als Frau, weil ich nachfühlen kann, was jetzt in Dir auf physischer und auf psychischer Ebene vorgeht. Ich glaube, daß ich Dir in dem, was auf Dich zukommt, in gewissem Maße beistehen und Dir mit der Zilgrei-Methode ein ganz konkretes Werkzeug in die Hand geben kann, das es Dir ermöglicht, einen entscheidenden Teil des Verlaufs Deiner Schwangerschaft und Geburt selbst zu bestimmen. Deshalb bist Du mir vertraut, und deshalb sage ich »Du« zu Dir.

EINLEITUNG

Sinn und Zweck dieses Buches ist es, Dir konkrete Anwendungen und Körperübungen zu vermitteln, die Dich während der Schwangerschaft und Geburt begleiten. Sie werden Dir helfen, Deinen Körper während der Schwangerschaft ins Gleichgewicht zu bringen, und somit Rücken- und Kreuzschmerzen verhindern. Und sie werden Dich, Dein Kind und Deinen Partner unterstützen, das Geburtsgeschehen aktiv mitzubestimmen.

Mein Buch ersetzt keines der vielen ausgezeichneten Werke, die sich mit der psychosomatischen Geburtsvorbereitung befassen und wichtige Informationen über den Schwangerschafts- und Geburtsverlauf geben (einige sind im Literaturnachweis am Ende aufgeführt). Es ist vielmehr eine Ergänzung, dessen Schwerpunkt das praktische Tun, das selbständige Handeln, die Verwirklichung des Wunsches nach Selbstbestimmung ist.

Dieses Buch ist in drei Teile gefaßt. Der erste Teil beleuchtet die Grundgedanken und Überlegungen, die hinter der Geburtsvorbereitung und der Geburtsleitung mit der Zilgrei-Methode stehen. Der zweite Teil befaßt sich mit der praktischen Anwendung der Zilgrei-Selbstbehandlungen. Den dritten Teil schreibst Du selbst, denn darin kannst Du die Ergebnisse Deiner Selbstuntersuchungen und Deine Übungsprogramme aufzeichnen und überwachen.

Eigentlich ist dieses Buch kein Lesebuch, sondern ein regelrechtes Arbeitsbuch. Denn es möchte nicht nur gelesen werden, es will Dir vielmehr dazu verhelfen, den größtmöglichen Nutzen daraus zu ziehen. Deshalb solltest Du den Inhalt in die Tat umsetzen. Am besten machst Du das, indem Du Schritt für Schritt vorgehst. Lies erst einmal den ersten Teil, laß ihn wirken, und forsche in Dir, ob Du Dich mit den Grundgedanken identifizieren kannst. Wenn Du das geklärt hast, gehe zum zweiten Teil über.

Jetzt ist es besonders wichtig, daß Du systematisch und konsequent vorgehst, denn nur so lernst Du, wie man Zilgrei korrekt anwendet. In der Tat ist die korrekte Ausführung der Tests und Selbstbehandlungen die Voraussetzung für ihre Wirkung. Die Anleitungen sind klar und einfach formuliert; vergewissere Dich, daß Du Text und Abbildungen verstehst, bevor Du sie in die Praxis umsetzt.

Ein Buch hat natürlich Grenzen. Es hat eine begrenzte Anzahl von Seiten und ist auf eine bestimmte Art formuliert. Menschen dagegen sind sehr differenziert, und was dem einen sonnenklar erscheint, empfindet ein anderer als kompliziert. Wenn Du mit dem praktischen Teil nicht klarkommst, oder wenn Du das Gefühl hast, Du möchtest noch mehr Information über Zilgrei und seine Anwendungsmöglichkeiten haben, dann wende Dich an eine in Zilgrei ausgebildete Hebamme oder Geburtsvorbereiterin. Aber bitte versichere Dich, daß die Person, die Du aufsuchst, auch tatsächlich die Ausbildung absolviert hat.

TEIL I

GRUNDGEDANKEN ZUR NATÜRLICHEN SCHWANGERSCHAFT UND GEBURT MIT DER ZILGREI-METHODE

Wir brauchen nicht so fort zu leben, wie wir gelebt haben,
macht Euch nur von der Anschauung frei,
und tausend Möglichkeiten laden Euch zu neuem Leben ein.

Christian Morgenstern

DIE GEBURTSVORBEREITUNG

Zweifellos gebären die meisten Frauen immer noch ohne eine besondere Geburtsvorbereitung. Das ist jedoch noch lange kein Argument dafür, daß sie deshalb überflüssig ist. Das Gebären ist bekanntlich ein völlig natürlicher Vorgang, oder zumindest sollte er das sein. In unserer westlichen Welt hat sich seit der Mitte dieses Jahrhunderts die Einstellung zu fast allen Lebensbereichen so grundlegend und radikal geändert, daß sich die Grenzen zwischen dem, was als natürlich und unnatürlich gilt, teilweise verwischen. Früher fast utopisch anmutende Gegebenheiten sind zur Selbstverständlichkeit geworden, und was zum Natürlichsten von der Welt gehört, verängstigt und verunsichert uns. So sind zum Beispiel Farbfernsehen, Telefaxsendungen, Raumfähren, Satellitenübertragungen ein unbestrittener Teil unseres Alltags geworden, die Wirklichkeit, in der wir leben. Geburt, Krankheit, Tod hingegen sind fast außerhalb unseres bewußten Seins gerückt, sind Umstände, die passieren, meist passiv und möglichst anderen.

Die Betäubungsindustrie (Fernsehen, Kino, Diskos, Slotmaschinen, Video-Games usw.) tut, was von ihr verlangt wird: Sie betäubt – unsere Sinne, unsere Wahrnehmungs- und Erlebnisfähigkeit, unser instinktives Vermögen, im richtigen Augenblick das Richtige zu tun. Für den Rest unserer Lebensbereiche sorgen die moderne Technik und Wissenschaft, die ja fast alles möglich machen. Wir wissen viel und doch nicht genug, wir sind ganz Kopf, ganz Verstand, so überlegt und rational. Und dann tritt plötzlich etwas

zutiefst Menschliches, Natürliches ein: Krankheit und Tod, Schwangerschaft und Geburt. Wir spüren, daß das mit Kopf und Verstand nicht mehr so leicht einzuordnen ist, daß wir das Essentielle für diese Aspekte des Menschseins vergessen haben. Ich spreche hier natürlich hauptsächlich von unserer modernen westlichen Welt; sogenannte Naturvölker haben diese Probleme nicht, dafür andere.

Gerade in der Schwangerschaft und während der Geburt ist es wichtig, daß man das, was man weiß, in Einklang bringt mit dem, was man spürt – und daß man das, was man spürt, aber nicht deuten kann, durch Wissen ergänzt. Darum geht es bei der Geburtsvorbereitung. Gerade weil uns unsere eigenen, bisher unbekannten Empfindungen und körperlichen Veränderungen verunsichern, weil wir Schwierigkeiten haben, sie in unsere bisherigen Bilder einzuordnen, und weil uns ganz einfach jener Funke Zuversicht abhanden gekommen ist, der der Menschheit bisher das Überleben erleichtert hat, ist die Vorbereitung auf Schwangerschaft und Geburt heute so notwendig.

Welcher der richtige Weg für Dich ist, kannst nur Du bestimmen. In erster Linie sollte Deine Wahl davon abhängen, wie Du Dir die Geburt Deines Kindes vorstellst. Bist Du lieber aktiv und wünschst Dir eine möglichst natürliche Geburt, oder hoffst Du auf Schmerzmittel, Periduralanästhesie und eventuell Kaiserschnitt? Möchte Dir Dein Partner während Schwangerschaft und Geburt beistehen, oder bist Du auf Dich allein gestellt? Werden an Deinem Wohnort verschiedene Kurse angeboten, oder gibt es eh nur den einen? Ausschlaggebend ist vor allem auch, daß Dir bei der Geburt die Möglichkeit gegeben wird – noch besser, daß Du darin unterstützt wirst –, die im Geburtsvorbereitungskurs erlernten Techniken und Übungen im Kreißsaal der Klinik Deiner Wahl anzuwenden. Du siehst, es kommen einige Entscheidungen und Überlegungen auf Dich zu. Das Wichtigste ist dabei, daß Du Dir im klaren darüber wirst, was Du willst, denn erst dann kannst Du die für Dich richtige Methode der Geburtsvorbereitung und das geeignete Entbindungsheim wählen.

EINE ZIELSETZUNG DEINER VORBEREITUNG IST DIE FÜR DIE GEBURTSARBEIT NOTWENDIGE ENTSPANNUNG.

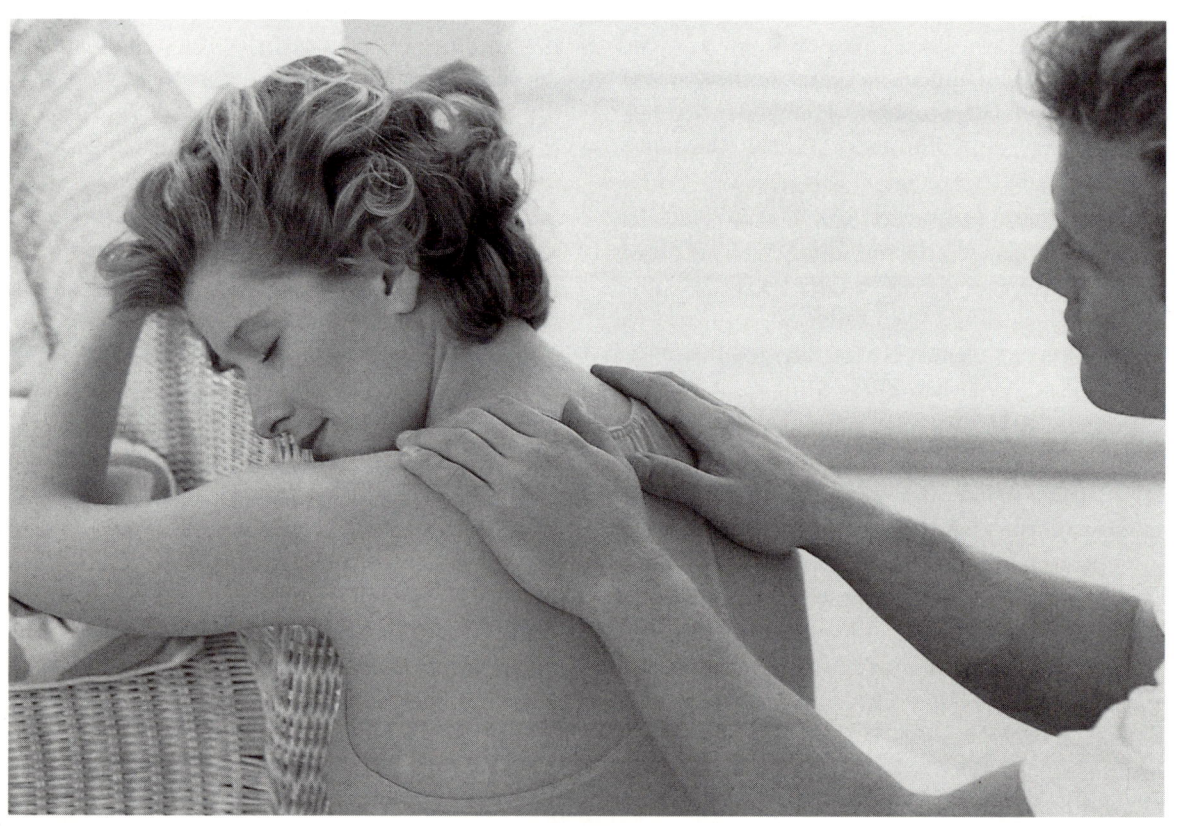

Eine gute Geburtsvorbereitung muß immer aus Theorie und Praxis, Information und Erfahrungs- und Meinungsaustausch, Vertrauen und Verständnis bestehen. Du sollst das Gefühl haben, »hier bin ich richtig, hier lerne ich, was ich wissen möchte und was ich für die Schwangerschaft und Geburt brauche«. Eine gute Geburtsvorbereiterin ist im Idealfall fachlich versiert, sachlich und ehrlich, menschlich und taktvoll. Sie ist in der Lage, ihren Kursteilnehmerinnen Atem- und Entspannungstechniken an die Hand zu geben, die den Frauen Sicherheit und das Vertrauen zu sich selbst vermitteln.

Die einschlägigen Fachzeitschriften für werdende Eltern berichten periodisch über die verschiedenen Vorbereitungsmethoden und ihre Wirkung. Diese gehen von der Dick-Read- über die Lamaze-Methode zur Akupunktur und -pressur, von der Fußreflexzonenmassage zum autogenen Training und zu Yoga, von der Entspannung nach Stanislawski zu Sheila Kitzingers psychosexuellen Ansätzen. Frédéric Leboyer und Michel Odent haben Pionierarbeit geleistet – vor allem zugunsten der sanften Geburt, die die Empfindungen des Kindes in den Vordergrund stellt. Die psychosomatische Geburtsvorbereitung nach Ruth Menne und Angela Heller hat viel dazu beigetragen, daß Frauen körperbewußter und selbstsicherer ihre Schwangerschaft und Geburt beeinflussen können. Die wesentliche Zielsetzung all dieser Methoden ist die für die Geburtsarbeit notwendige Entspannung sowie die Aufklärung der Frau über die Zusammenhänge zwischen psychophysischen Veränderungen und Wachstum des Kindes im Mutterleib bis hin zur Geburt. Immer mehr Frauen wünschen sich, den Vater ihres Kindes bei der Geburt dabei zu haben, und immer mehr Männer möchten sich dieses Erlebnis nicht entgehen lassen. Welch erfreuliche Entwicklung für alle Beteiligten! Es gibt deshalb auch sogenannte Partnerschaftskurse für die Geburtsvorbereitung, die ich wärmstens empfehlen möchte. In der Geburtsvorbereitung nach Zilgrei lernen die Partner nicht nur, wie sie ihren Frauen während Schwangerschaft und Geburt beistehen können, sondern auch, wie sie ihre eigenen Rücken-, Schulter- oder Nackenschmerzen beseitigen können. Das überzeugt und ermutigt sie zu größerem Engagement und zur aktiven Mitarbeit.

Seit etwa zehn Jahren gibt es die Zilgrei-Methode, die ich Dir in den nachfolgenden Kapiteln vorstellen möchte.

DIE ZILGREI-METHODE

Ihre Grundlagen und ihre Begründer

Zilgrei ist das Ergebnis der intuitiven Erkenntnisse der Italienerin Adriana Zillo und des Fachwissens des deutschstämmigen, amerikanischen Doktors der Chiropraktik, Hans. G. Greissing. Seiner Fähigkeit, natürliche, scheinbar belanglose Vorgänge als Heilinstrumente zu erkennen und diesen aufgrund seiner Kenntnis der anatomischen und physiologischen Zusammenhänge die notwendige Basis zu verleihen, um sie therapeutisch umzusetzen, verdankt die Zilgrei-Methode ihre Einzigartigkeit und durchschlagende Wirkung.

Die Chiropraxis, gewissermaßen die Grundlage der Zilgrei-Methode, ist eine manuelle Form der Wirbelsäulenbehandlung, die in den Vereinigten Staaten Ende des letzten Jahrhunderts von Daniel David Palmer und dessen Sohn entwickelt wurde. Sie dient der Beseitigung von Fehlstellungen der Wirbel und des Beckens, die oft nicht nur starke Schmerzen im Bewegungsapparat hervorrufen, sondern durch vegetative Reizung auch Funktionsstörungen der inneren Organe verursachen. Die Zilgrei-Methode hat sich das logische und einleuchtende Prinzip der Chiropraxis, zuerst die Wirbelsäule und das Becken ins Lot zu bringen, bevor lokale Symptome berücksichtigt werden, zu eigen gemacht.

Dr. Greissing verdankt der Chiropraxis seine eigene völlige Heilung von Lähmungen, die ihm Schußwunden im Zweiten Weltkrieg zugefügt hatten. Aus Dankbarkeit gegenüber dem Mann, der ihn vom Rollstuhl befreit hatte, und aus dem Bestreben heraus, anderen Menschen so zu helfen, wie ihm geholfen wurde, beschloß Dr. Greissing, sich selbst dem Studium der Chiropraxis zu widmen.

Etwa zu Beginn des Jahres 1977 kam eine junge Frau in Dr. Greissings Praxis in Mailand. Contessa Zillo litt an starken Schmerzen in der Wirbelsäule und war in ihrer Beweglichkeit dermaßen eingeschränkt, daß sie kaum noch ein normales Leben führen konnte. Auf der Suche nach Behandlungsmöglichkeiten hatte sich Frau Zillo vielen verschiedenen traditionellen und Außenseitermethoden zugewandt, unter anderem auch dem Yoga. Sie erkannte dadurch die große Bedeutung der Atmung für den Organismus und begann nun, intuitiv, die ihr aus Dr. Greissings Behandlung bekannten Stellungen und Bewegungen mit der Bauchatmung zu verknüpfen. Die Wirkung war verblüffend: Die Schmerzen verschwanden nach und nach und kehrten auch nicht wieder zurück.

Der Schritt von der Erkenntnis zur Umsetzung in die Tat war ein kurzer. 1978 begannen Frau Zillo und Dr. Greissing zusammenzuarbeiten. Aus den Anfangsbuchstaben der Nachnamen der beiden setzt sich das Wort »Zilgrei« zusammen. Ihre Zusammenarbeit führte bisher zur Veröffentlichung von zehn Büchern über die Zilgrei-Methode in italienischer Sprache und von drei im Mosaik Verlag erschienenen Büchern in deutscher Sprache.

»Der geniale Mensch ist der, der Augen hat für das, was ihm zu Füßen liegt«, soll Goethes Mutter gesagt

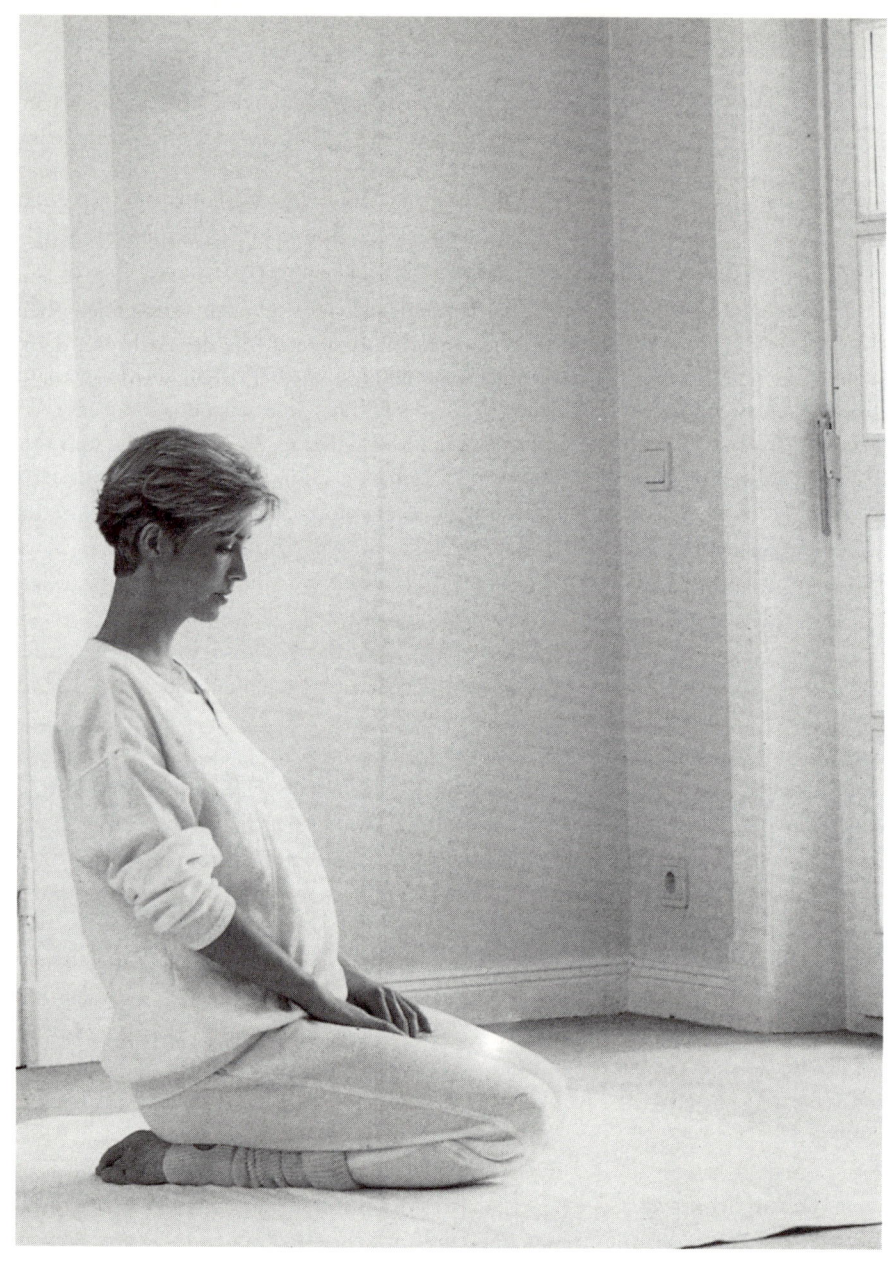

ICH EMPFEHLE DIR,
AUF DICH AUFMERKSAM
ZU SEIN, AUF DICH ZU
LAUSCHEN UND IN DICH
HINEINZUSPÜREN.

haben. Es ist vielleicht die treffendste Beschreibung für Dr. Greissings und Adriana Zillos Arbeit. Denn die Bausteine der Zilgrei-Methode sind von der Natur geschaffen und der Menschheit seit jeher bekannt. Zillos und Greissings Verdienst ist es, diese Bausteine auf eine Weise kombiniert und eingesetzt zu haben, daß sie in vollkommen harmonischem Einklang mit den körpereigenen Vorgängen den menschlichen Organismus normalisierend und heilend unterstützen.

Was mich am meisten an der Methode fasziniert hat, war die Möglichkeit, etwas für mich selbst zu tun. Als sehr freiheitsliebender Mensch behagt es mir nicht, von irgend jemandem oder von irgend etwas abhängig zu sein.

Jahrelang litt ich an chronischen Ischiasbeschwerden; mehr als unter den Schmerzen litt ich aber darunter, für die Lösung meines Problems immer wieder Dritte einschalten zu müssen, wobei der Erfolg nie im Verhältnis zum Aufwand stand. Zilgrei brachte mir dann endlich die Befreiung: von meinen Schmerzen und von meiner Abhängigkeit von Therapeuten.

Ich bin zutiefst davon überzeugt, daß jeder Mensch, der sich bemüht, ein gutes Verhältnis zum eigenen Körper und zum eigenen Geist aufzubauen, mehr über sich weiß, als ein anderer je über ihn erfahren kann. Ebenso überzeugt bin ich, daß Gesundheit und das Potential zum Wohlbefinden im Menschen selbst ruht; man muß nur die richtigen Werkzeuge einsetzen, um sie zu fördern und zu erhalten. Solche Werkzeuge sind zum Beispiel die Zilgrei-Selbstbehandlungen.

Seit 1983 werden Kurse zur Ausbildung in der Zilgrei-Methode in Deutschland, Österreich und in der Schweiz abgehalten.

Die Anwendungsbereiche

Zilgrei ist ursprünglich für die Selbstbehandlung von Beschwerden im Bewegungsapparat entwickelt worden. Die Wirksamkeit ist nachgewiesen bei Kopf-, Nacken-, Schulter-, Becken- und Rückenschmerzen, bei Tennisarm, Ischias, Lumbago bis hin zu Gelenk- und Wirbelsäulenschäden. Die äußerst einfachen Selbstbehandlungen werden auch erfolgreich bei Schmerzzuständen eingesetzt, die der Arthrose, dem Rheuma, der Skoliose zugeschrieben werden. Auch streßbedingte Spannungen, Schlaflosigkeit, Menstruationsbeschwerden, Ödeme, Obstipation und vieles andere mehr lassen sich sehr gut mit Zilgrei lindern und beseitigen.

Mittlerweile hat Zilgrei Einzug gehalten in Reha-Kliniken, in Kliniken für psychosomatische Beschwerden, für Suchtpatienten, für geburtsgeschädigte Kinder; in Rheuma-Zentren, Entbindungsheimen, Hebammenschulen, Altersheimen, Volkshochschulen, Sporthochschulen, Kneippvereinen, Gesundheitskassen und in Privatpraxen von Ärzten, Heilpraktikern und Krankengymnasten.

Zilgrei in der Geburtshilfe

1984 besuchte eine deutsche Hebamme einen Zilgrei-Ausbildungskurs in der Hoffnung, ihre eigenen Rückenbeschwerden in den Griff zu bekommen. Erstaunt über die rasche und nachhaltige Wirkung, beschloß sie, die Selbstbehandlungen den Frauen in ihren Geburtsvorbereitungskursen anzubieten, die unter schwangerschaftsbedingten Kreuz- und Lendenschmerzen litten. Das Ergebnis war das gleiche: Ischiasbeschwerden verschwanden, Verspannungen lösten sich wie von selbst auf; eine Frau, die gefallen war und daraufhin unter starken Steißbeinschmerzen gelitten hatte, wurde schmerzfrei. Die Hebamme ermunterte nun »ihre« schwangeren Frauen, die Zilgrei-dynamogene Atmung, kombiniert mit den Zilgrei-spezifischen Bewegungen und Stellungen, auch während der Geburt einzusetzen. Das Resultat war genauso verblüffend: Die Geburtszeiten waren plötzlich viel kürzer, die Frauen konnten besser mit den Wehen umgehen, weil die Wehenschmerzen erträglicher wurden; sowohl Müttern wie auch Kindern ging es während und nach der Geburt wesentlich besser; und die Väter waren glücklich, daß sie endlich mithelfen konnten, anstatt ratlos danebenzustehen.

Es folgten Ausbildungskurse für Hebammen in Deutschland und Österreich. Die ersten Rückmeldungen übertrafen die kühnsten Erwartungen. Einige davon möchte ich hier wiedergeben:

»Als Hebamme mit 20jähriger beruflicher Erfahrung in großen und kleinen Krankenhäusern brachte mir Zilgrei den sogenannten Aha-Effekt.

Atmung + Körperhaltung + Bewegung ist mir heute eine zwingende Logik. Schon früher beobachtete ich staunend Ausländerinnen ohne Sprachkenntnisse, die oft spontan ein natürliches Gebärverhalten an den Tag legten.

Ich spreche als Klinikhebamme, die gewohnt ist, jede Frau mit Wehen ruhig liegend ans Bett zu fesseln; HT-Kontrolle [Kontrolle der kindlichen Herztöne – Anm. d. Autorin] und Ruhe sind oberstes Gebot.

Jetzt atme ich mit der Frau nach Zilgrei – sofern sie nicht intensiv nach einer anderen Atemtechnik vorbereitet ist –, leite sie an zur Bewegung und zum Stellungswechsel und habe erstaunlich kurze Geburtszeiten. Speziell große kindliche Köpfe rutschen ohne

die üblichen Schmerzen und Verzögerungen ins Becken. Der Beckenboden ist wesentlich entspannter. Die Ehemänner sind aktiver ins Geburtsgeschehen einbezogen, da sie rasch die Schraub- und Kippmechanik des Beckens verstehen und die Gebärende ermuntern und nicht bedauern.

Durch die Arbeit der Frau mit Atmung und Bewegung nach Zilgrei können wir Hebammen der Frau endlich das Gefühl zurückgeben, sie selbst habe geboren, und nicht Arzt und Hebamme ›haben das Kind geholt‹.«

Eine Hebamme aus Österreich informierte ihre Kolleginnen anläßlich einer Fachtagung über ihre ersten Erfahrungen mit Zilgrei:

»Vor zirka sechs Wochen konnte ich mir unter dem Namen Zilgrei noch nichts vorstellen. Nun arbeite ich im Kreißsaal damit, und ich muß sagen, daß es alles, was ich bisher angewandt habe, übertrifft.

Zilgrei ist eine ganz neue Haltungs- und Atemtherapie. Die Atmung hat den Vorteil, daß es dem Kind während der Geburt immer gutgeht. Die Schmerzen sind durch die Zilgrei-Atmung wesentlich geringer, außerdem kommt sicher jede Frau gut damit zurecht. Der zweite Teil, der mich noch mehr fasziniert, besteht aus Bewegungen, die aber immer mit Atmung kombiniert sind.

Seit ich Zilgrei anwende, haben sich die Geburtszeiten wesentlich verkürzt. Die Neugeborenen haben weniger Anpassungsschwierigkeiten, ebenso konnte ich keine Geburtsgeschwulst feststellen.

Interessant ist, daß die Frauen durch die kombinierte Haltungs- und Bewegungstherapie viel weniger Schmerzen haben. Bis jetzt habe ich bei Zilgrei-Geburten außer eventuell einem Buscopanzäpfchen keine anderen Medikamente benötigt. Wichtig ist allerdings, daß die Hebamme so oft es nur geht bei der Patientin ist und auch die Zilgrei-Technik kontrolliert. Wenn die Zilgrei-Methode nicht korrekt angewendet wird, bleibt zwar der Erfolg aus, aber Schaden erleidet niemand. Es gibt so viele Übungen, daß sich für jede Frau etwas Geeignetes findet.

Nicht nur während der Geburt, sondern auch während der Geburtsvorbereitung ist Zilgrei wichtig, da man die verschiedenen Schwangerschaftsbeschwerden vermeiden kann. Zusätzlich gibt es auch viele gute Übungen in der Wochenbettgymnastik.

Ich hoffe für alle werdenden Mütter, daß sich viele interessierte Hebammen finden werden, die einen Zilgrei-Kurs absolvieren werden.

Eines steht auf jeden Fall fest: Eine Hebamme, die mit Zilgrei arbeitet, kann sich nichts anderes mehr vorstellen.

Mit diesem kurzen Bericht wollte ich jenen Hebammen eine Anregung geben, die in bezug auf ihren Beruf Idealistinnen geblieben sind.«

Gerade wenn nicht immer alles wunschgemäß bei der Geburt verläuft und sich unvorhergesehene Komplikationen einstellen, ist Zilgrei ein fast unerläßliches Hilfsmittel. Der folgende Geburtsbericht einer Hebamme zeigt, wie sie einer jungen Frau mit Zilgrei beistehen konnte.

Eine 21jährige I-para (Erstgebärende)
37 SSW (Schwangerschaftswoche), vorzeitiger Blasensprung.
Patientin liegt seit drei Wochen auf Station, mit vorzeitiger Wehentätigkeit. Die Frau ist nur 1,48 m groß, der kindliche Kopf überragt die Symphyse (Schambein) und tritt trotz der ewigen Weherei nicht ins Becken, eine Sectio (Kaiserschnitt) ist eventuell im Gespräch.

04.00 Uhr
vorzeitiger Blasensprung, ohne Wehen
Portio (Muttermund) 1 cm, Fingerkuppe einlegbar, Kopf über Beckeneingang abschiebbar.

06.00 Uhr
Vorbereitung mit Einlauf und Bad, leichtes Ziehen in unregelmäßigen Abständen.

07.00 Uhr
Dienstübernahme: Die Frau liegt verkrampft und verängstigt im Bett, Beginn mit Zilgrei-Selbstbehandlungen Roßkastanie, Wachtel, Grünspecht, Gerlitz, Knutt.

08.00 Uhr
Gute Wehentätigkeit ohne Tropf.

09.00 Uhr
MM (Muttermund) 4 cm, die Leitstelle ist im Beckeneingang.
Die Gebärende findet Entspannung und vor allem Gefallen an den Übungen; der Mann unterstützt aktiv.

10.00 Uhr
Muttermund bis auf Saum vollständig; Kopf noch immer im Beckeneingang, gute Wehentätigkeit.
Jetzt machen wir die Hängeübung, und die Frau empfindet bewußt, daß der Kopf mit jeder Wehe tiefer rutscht.

10.30 Uhr
Leichter Preßdrang, den die Frau im Grünspecht (Zilgrei-Selbstbehandlung) »auslebt«.

11.00 Uhr
Spontangeburt eines lebensfrischen Knaben aus II HHL (Hinterhauptslage), 2770 g, 47 cm, 34 cm.

Zu Besuch in der Entbindungsstation eines Krankenhauses im Norden sagte mir die Krankenschwester, die mich durch die Station führte: »Achten Sie einmal darauf, wenn Sie in die Zimmer schauen, wo die gerade entbundenen Mütter liegen: Da können Sie auf den ersten Blick sehen, welche Frauen mit Zilgrei entbunden haben und welche nicht. Sie sind einfach frischer und entspannter, und auch den Kindern geht's besser.« Ich mußte ihr recht geben, es war tatsächlich erkennbar.

Der nachfolgende Bericht einer jungen Frau, die mit Zilgrei ihren zweiten Sohn geboren hat, scheint der beste Beweis dafür zu sein. Trotz anfänglicher Komplikationen ging es ihr so gut, daß sie noch am Tag der Geburt nach Hause gehen konnte.

»Drei Wochen vor meiner zweiten Entbindung lernte ich durch eine bekannte Hebamme Zilgrei kennen. Schon nach den ersten Zilgrei-Selbstbehandlungen waren meine Rückenschmerzen wie weggeblasen, und ich fühlte mich wohl.
Die ambulante Geburt wurde erschwert durch frühzeitigen Blasensprung mit sekundärer Wehenschwäche und Schräglage des Babys. Mit den schon oft durchgeführten Zilgrei-Übungen – Becken- und Lendenwirbelsäule betreffend – gelang es mir, das Kind auf normalem Weg zu gebären. Sechs Stunden nach der Entbindung meines zweiten Sohnes fühlte ich mich so gut, daß ich das Krankenhaus ohne fremde Hilfe verlassen konnte.
Ich kann Zilgrei nur weiterempfehlen!«

Es ist völlig verständlich, daß einer neuen Therapie anfänglich mit Skepsis und Mißtrauen begegnet wird. Das ist normal und auch richtig, schließlich geht es um die Gesundheit. Im Fall von Zilgrei-Anwendungen in der Geburtshilfe geht es gleich um zwei Menschen: um Mutter und Kind. Ein Arzt aus Norddeutschland schreibt:

»Zilgrei-Skepsis überwog, als ich zum ersten Male in meinem Kreißsaal von dieser Methode hörte.
Schwester Anne bat mich, bei einer werdenden Mutter mit recht langwierigem Geburtsverlauf Übungen nach dieser Methode durchführen zu können.
Diese Übungen paßten so gar nicht in das gewohnte Schema der Atem- und Entspannungsübungen, der Wechsellagerung und Preßversuche in Rücken- und Seitenlage.
Hebamme und Patientin waren aktiv und intensiv bei der Sache, die Hebamme konnte sich nicht auf die Erklärung der Übungen beschränken, sie mußte aktiv mitarbeiten; die Patientin mußte sich voll auf die ihr unbekannten Übungen konzentrieren.
Am Ende wurde die Mühe belohnt; trotz der Einstellungsschwierigkeiten des kindlichen Kopfes kam es zur Spontangeburt – ein operativer Eingriff konnte vermieden werden.
Inzwischen habe ich etwa 15 Geburten beobachtet, die durch Übungen nach Zilgrei unterstützt wurden – das Urteil der Patientinnen war fast einhellig positiv.
Ich selbst sehe eine Reihe positiver Aspekte dieser Methode. Die Hebamme bleibt nicht in der Rolle der Beobachtenden und ratgebenden Helferin, sie muß sich viel stärker engagieren und aktiv handelnd eingreifen.
Die werdende Mutter muß sich nicht nur auf Atmung und Entspannung konzentrieren und dabei möglichst passiv sein; durch die aktiven Übungen scheint der Effekt der Entspannung und Ablenkung von den Schmerzen wesentlich größer zu sein.

So habe ich den Eindruck, daß Übungen dieser Art während der Geburt durchaus helfen können, diese zu erleichtern, ohne daß Medikamente eingesetzt werden müssen. Wahrscheinlich gelingt es mit diesen Übungen oft auch, Einstellungsanomalien zu vermeiden oder zu überwinden und protrahiert verlaufende Geburten zu beschleunigen.«

Die Menschen, die sich neuen Methoden zuwenden, bilden erfahrungsgemäß eine Negativauslese, weil sie meist schon alles andere erfolglos versucht haben. Es freut mich dann besonders, wenn durch die Anwendung von Zilgrei die Erwartungen nicht enttäuscht werden beziehungsweise das Ergebnis entgegen allen Erwartungen positiv ausfällt. Der folgende Brief von einer Frauenklinik hat viel dazu beigetragen, aus den anfänglichen Experimenten ein ausgereiftes Selbstbehandlungssystem für die Geburtshilfe zu entwickeln.

»Nachdem wir ein gutes Jahr an unserer Klinik mit Zilgrei-Geburten Erfahrung gesammelt haben, möchte ich Ihnen kurz berichten. Wir haben Zilgrei vor allem bei Frauen eingesetzt, die entweder in keiner Geburtsvorbereitung waren oder trotz einer guten Geburtsvorbereitung weiterhin Schmerzen oder mangelnden Geburtsfortschritt hatten und des-halb die gelernte Methode ablehnten. Bei insgesamt 40 Frauen setzten wir die Methode ein. Die geringe Zahl resultiert aus den genannten Kriterien. Der überwiegende Teil kam auch nach kürzester Demonstrationszeit mit der Methode überraschend gut klar. 32 Frauen zeigten mit Zilgrei eine deutliche Schmerzlinderung und vor allem einen sehr zügigen Geburtsfortschritt. Die verbleibenden acht Frauen lehnten die Methode nach anfänglichem Ausprobieren ab.

Ich muß aber hierzu bemerken, daß es sich bei diesem Kollektiv um eine Negativauslese handelt. Es waren entweder Frauen, die an Vorbereitung desinteressiert waren, oder Frauen, die trotz guter Vorbereitung Ihre Methode nicht akzeptierten. Bei den wenigen Frauen, die bislang in Zilgrei-Kursen ausgebildet waren, nahm die Geburt einen hervorragenden Verlauf.

Eine Analyse der Zahl der operativen Entbindungen zeigte, daß bei diesen Zilgrei-Geburten trotz des schon zuvor erwähnten Kollektivs die Zahl der operativen beziehungsweise instrumentellen Entbindungen deutlich niedriger lag als im Vergleichskollektiv. Die guten Erfahrungen mit Zilgrei haben uns zu einer Studie ermuntert, die wir im Dezember auf dem Deutschen Perinatologischen Kongreß in Berlin vortragen. Wir werden Ihnen dann die neuesten Ergebnisse präsentieren.«

DEIN BILD VON DIR

Was immer wir tun, und wie wir die Dinge tun, hängt in erster Linie von unserer Lebensanschauung ab. Häufig sind wir uns gar nicht richtig bewußt, welche Lebensanschauung wir vertreten. Wie oft fragen wir uns schon: »Warum glaube ich dieses oder jenes?« oder: »Warum bin ich von der einen Sache sehr überzeugt, lehne aber die andere völlig ab?« Die Arbeit mit Zilgrei setzt eine gewisse Einstellung voraus: zu sich selbst, zur Art, wie man das Leben anpackt und wie man seine Probleme löst. In diesem Kapitel möchte ich, daß Du Dir bewußt darüber wirst, welche Vorstellungen Du hast, und was Deine Einstellung zu Dir und zu Deiner Umwelt ist.

Stell Dir vor, von einem fernen, freundlichen Planeten besuchen uns außerirdische Wesen, die uns äußerlich zwar vollkommen gleichen, deren Lebensart aber ganz anders ist als die unsere. Sie sind sehr neugierig zu erfahren, wie das Leben bei uns auf Erden ist, und so schicken sie in jeden der fünf Kontinente einen Abgesandten, um Erkundigungen einzuholen. Nach einer Woche erstatten die fünf Bericht über das, was sie erfahren haben, und es stellt sich heraus, daß jeder eine andere Version vom Leben auf Erden vertritt. Sie meinen, daß die unterschiedlichen Schilderungen vielleicht an der unterschiedlichen Hautfarbe der befragten Menschen liegen, und beschließen, ihre Untersuchungen auf einen Kontinent zu beschränken. Sie schicken wieder Boten aus, diesmal in die verschiedenen europäischen Länder. Aber das Ergebnis ist nicht klarer. Im Gegenteil, je mehr Menschen sie befragen, desto verwirrender werden die Darstellungen des Lebens auf Erden. In ihrem Bestreben, endlich eine einzige schlüssige Beschreibung zu erhalten, beschränken sie ihre Befragungen auf Deine Familie, nachdem sie ihre Untersuchungen genauso erfolglos wie vorher erst auf Dein Land, dann auf Deine Stadt, dann auf Dein Wohnviertel, schließlich auf Dein Wohnhaus konzentriert hatten. Sie bitten zuerst Deinen Mann und dann Dich, zu erklären, wie das Leben auf Erden ist. Obwohl sich die beiden Schilderungen schon etwas mehr gleichen als die bisherigen, gibt es grundlegende Unterschiede. Die Außerirdischen reisen in der Überzeugung ab, daß es keine schlüssige, allgemeingültige Beschreibung des Lebens auf Erden geben kann, da jeder Mensch jeweils nur seine eigene Sicht davon schildert.

Heißt das, daß es *die* Welt gar nicht gibt, sondern nur Deine und meine und die Welten unserer fünf Milliarden Mitmenschen auf diesem Erdball?

Was hat das mit Schwangerschaft und Geburt nach der Zilgrei-Methode zu tun? Im Prinzip hat es alles damit zu tun, denn es ist von grundlegender Bedeutung, daß Du Dir darüber im klaren bist, wie Deine Welt aussieht, welche Rolle Du darin spielst, wie Du Dich selbst verstehst und welches Bild Du von Dir hast.

Laß mich das anhand der Schilderung zweier Geburten erklären, bei denen ich vor nicht allzu langer Zeit dabei war.

Eine hübsche, junge Frau – wir wollen sie Hanne nennen – kam frühzeitig zusammen mit ihrem Mann zur Entbindung des ersten Kindes in die Klinik. Beide

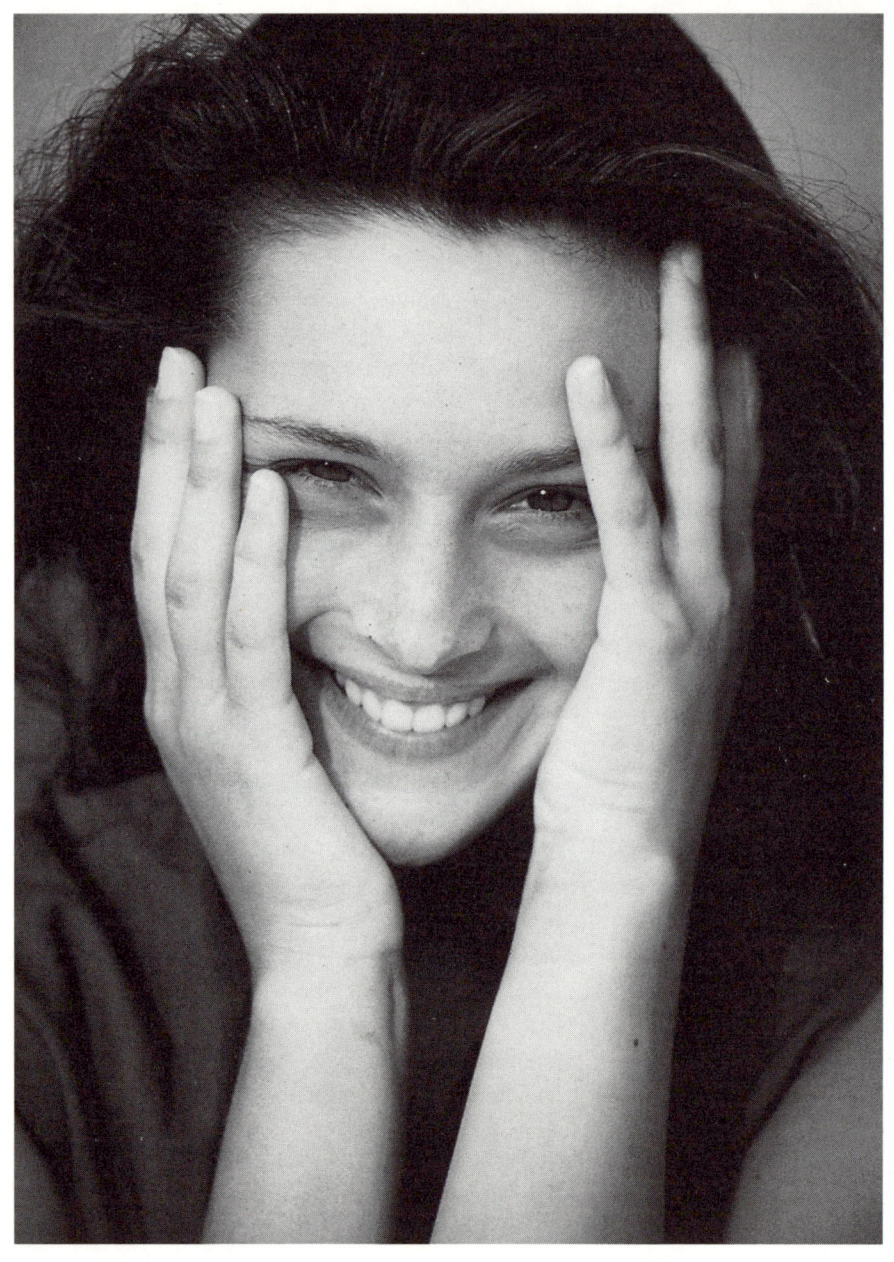

*SEI DIR BEWUßT, WIE
DEINE WELT AUSSIEHT,
WELCHE ROLLE DU DARIN
SPIELST, WIE DU DICH
SELBST VERSTEHST.*

wirkten etwas unsicher, was verständlich war; es war, wie gesagt, das erste Kind. Aber ich hatte den Eindruck, daß sie auch unsicher darüber waren, was nun geschehen sollte. Nicht nur in bezug auf die Aufnahmeformalitäten und auf das anschließende Prozedere, sondern auch darüber, ob sie dem Ereignis tatsächlich gewachsen sein würden oder sein wollten.

Auf meine aufmunternden Blicke meinte Hanne dann auch: »Ob ich das wohl schaffe?« Woraufhin es ihr fast den Atem verschlug und ihr Gesicht sich in Schmerzen verzog; es hatte sich gerade eine Wehe angebahnt. Meine Freundin Monika, leitende Hebamme in der Klinik, nahm sich dem Paar verständnisvoll und umsichtig an. Die Untersuchung zeigte, daß der Muttermund erst etwa 1 cm geöffnet und noch ziemlich straff war. Sie sollten ruhig noch eine Stunde im Klinikgarten spazierengehen und dabei während der Wehen möglichst nach Zilgrei atmen, empfahl Monika.

Die meisten Frauen, die bei Monika entbinden, sind in Kursen hervorragend von ihr auf die Geburt vorbereitet. Sie wissen sehr genau, was sie hinsichtlich des formellen Ablaufs erwarten, sie kennen sich bereits im Kreißsaal aus und wissen, welchen Vorbereitungen sie sich bei Eintritt in die Klinik unterziehen werden. Vor allem aber haben sie gelernt, wie sie in allen drei Phasen der Geburt durch die Anwendung der Atmung und Bewegung nach Zilgrei mit den Wehen umgehen können. Die unsichere Haltung des jungen Paares erstaunte mich daher etwas. Monika erklärte mir, daß die Frau die Geburtsvorbereitungskurse sehr unregelmäßig und nicht einmal zur Hälfte besucht und ihr Mann sie dabei nie begleitet hatte.

Nach einer Stunde kamen Hanne und ihr Mann zurück. Obwohl die Wehen regelmäßig und von normaler Stärke waren, war der Fortschritt nur sehr gering, da die Frau offensichtlich ängstlich und verkrampft war. Die Hebamme verordnete nun ein warmes Bad, leitete Hanne zu Atmung und Bewegung an und ermunterte den Mann zur Mithilfe. Es gelang aber kaum, Hanne zu einem harmonischen Rhythmus zu verhelfen, denn sie stemmte sich buchstäblich gegen jede Wehe, anstatt in Einklang mit ihr zu arbeiten.

Die Situation verbesserte sich auch im Kreißbett nicht; ängstlich und hilflos war Hanne jeder Wehe ausgeliefert, wurde zusehends unruhiger und erschöpfter. Der Mann stand frustriert und tatenlos dabei, strich seiner Frau bedauernd über die Haare und murmelte bedrückt bei fast jeder Wehe: »Tut's wieder weh, Schätzchen?« Die Herztöne des Kindes wie auch die Wehen wurden auf dem Monitor aufgezeichnet; beide Werte waren normal. Die Hebamme und auch ich bemühten uns, Hanne dazu zu bewegen, durch Atmung und Bewegung die Wehen zu nutzen, was aber angesichts ihrer zunehmend hektischen Verfassung ohne Erfolg blieb.

Schließlich verlangte die Frau eine Periduralanästhesie, die sie auch sofort bekam. Dadurch verbesserte sich zwar der Zustand der Mutter, doch verschlechterten sich die Herztöne des Kindes. Nun mußte alles sehr schnell gehen: Die Ärztin wurde gerufen, der Operationssaal benachrichtigt, Tropf und Spritzen bereitgestellt, die Frau für die Operation vorbereitet. Bald darauf war das Baby, ein kleiner Junge, durch Kaiserschnitt geboren. Seit Eintreffen des Paares in der Klinik bis zur Geburt des Kindes waren acht Stunden vergangen.

Trotz der Erleichterung, daß es Mutter und Kind den Umständen entsprechend gutging, dachte ich, »wie schade!«. Ich empfand ein Gefühl der Enttäuschung, die aus der inneren Überzeugung entstand, daß das nicht so hätte verlaufen müssen. Schließlich hatten anfänglich keine Komplikationen vorgelegen; die Wehen waren in Stärke, Dauer und Rhythmus normal, das Kind war in der korrekten Geburtslage, es fehlte nur an der aktiven Mitarbeit der Mutter und des Vaters. »Das«, meinte Monika lakonisch, »war keine Zilgrei-Geburt!«

Der Tag war lang gewesen, Monika hatte im Anschluß an die soeben geschilderte Geburt noch zwei Geburtsvorbereitungskurse abgehalten. Es war kurz vor 10 Uhr abends, als das Telefon wieder klingelte; Susanne, eine 22jährige Frau, die bei Monika bereits ihr erstes Kind bekommen hatte, war zur Entbindung ihres zweiten Kindes in der Klinik eingetroffen. Wir sollten uns beeilen, hieß es, da der Geburtsfortschritt bereits sehr zügig voranging. Unterwegs erzählte mir Monika, wie problemlos Susannes erste Geburt verlaufen war, wie konsequent sie allerdings auch an den Geburtsvorbereitungslektionen teilgenommen und die Zilgrei-Selbstbehandlungen zu Hause geübt hatte.

Als wir in den halbdunklen Kreißsaal traten, stand eine junge Frau vor dem Wickeltisch und begrüßte uns mit einem freundlichen Hallo und einem Lächeln. Sie stellte uns ihre Freundin vor, die sie zur Geburt begleitet hatte. Wir hörten später, daß ihr Mann sie kurz vor der Niederkunft verlassen hatte. Um so erstaunlicher erschien mir im Rückblick der Geburtsverlauf. »Moment«, sagte Susanne plötzlich. Sie sackte ganz leicht in die Knie, stützte sich am Wickeltisch ab und begann nun ruhig und bewußt in den Bauch einzuatmen, wobei sie den Kopf nach hinten legte und das Becken leicht nach vorn kippte. Sie hielt den Atem 5 Sekunden lang an und atmete dann aus, indem sie gleichzeitig den Kopf nach vorne fallen ließ und das Becken aufrichtete, und machte wieder

eine Atempause von 5 Sekunden. Ruhig und entspannt wiederholte sie diese Atmung gekoppelt mit den Bewegungen, bis die Wehe vorüber war. In der Wehenpause unterhielt sie sich mit Monika, die sich inzwischen bei ihrer Kollegin über den Aufnahmebefund erkundigt hatte. Susanne war vor etwa einer Stunde mit 6 cm Muttermundöffnung in die Klinik gekommen; sie hatte bereits zu Hause mit den Zilgrei-Übungen begonnen. Nach den üblichen Vorbereitungen hatte sie die Geburt völlig selbständig in die Hand genommen und jede Wehe in der eben geschilderten Stellung »genutzt«.

Susanne war vollkommen konzentriert auf das, was sie tat. Ich hatte den Eindruck, als stünde sie im Meer, das Gesicht dem Land zugewandt, auf die Welle wartend, die sie an Land tragen würde. Jeder Welle (Wehe), die kam, bediente sie sich ganz bewußt und aktiv, um ihrem Ziel immer näher zu kommen. Weder stöhnte sie, noch klagte sie über Schmerzen, allem Anschein nach war sie dafür viel zu beschäftigt mit ihrer Arbeit.

Nach etwa 30 Minuten meinte Monika, Susanne solle sich jetzt auf das Kreißbett setzen, damit sie sie untersuchen und den Geburtsfortschritt feststellen könne. Der Muttermund war bereits vollständig erweitert und das Köpfchen des Babys schon am Beckenboden sichtbar. Susanne setzte bei jeder neuen Wehe ihre Atmung gekoppelt mit Bewegung, jetzt in halb sitzender Stellung, fort. Nun bahnten sich auch schon die ersten Preßwehen an. Obwohl der Wehenschmerz jetzt offensichtlich zunahm, verlor sie ihre Fassung nicht, sondern atmete unbeirrt weiter. Bei der nächsten Preßwehe forderte Monika sie auf, sie solle nun einatmen, dann fast ganz ausatmen und kräftig schieben. Das Köpfchen war am Scheidenausgang sichtbar, noch zwei Preßwehen, und das kleine

Mädchen war geboren. Die Mutter beugte sich vor und betastete ihr Kind, herzte es, zog es an sich heran. Das Gefühl der Glückseligkeit war offensichtlich bei allen Beteiligten überwältigend. Nachdem das Kind abgenabelt war, konstatierte der Arzt, daß Mutter und Kind in bester Verfassung seien. Das Baby wurde gebadet und der Mutter an die Brust gelegt, gierig und fast genüßlich saugte es die warme Milch ein. Ich fragte Susanne, ob sie nun nicht müde sei und etwas schlafen wolle. »Überhaupt nicht«, meinte sie, während sie stolz und glücklich auf das saugende Baby an ihrer Brust blickte.

Zwei Stunden später, nachdem sich Arzt und Hebamme vergewissert hatten, daß keine Gefahr von Blutung mehr bestand, legte die Mutter das Kind in die mitgebrachte Babytragtasche und ging – drei Stunden nach dem Eintreffen in der Klinik – mit ihrem Neugeborenen nach Hause.

Du siehst, zwischen diesen beiden Geburten liegen Welten – die Welt der einen Frau, die ängstlich ist und sich nicht zutraut, daß sie ihrer Aufgabe gewachsen ist; und die Welt der anderen Frau, die Kapitän ihres eigenen Schiffes ist, der es gar nicht einfällt, an ihren eigenen Fähigkeiten zu zweifeln. Deshalb meine Frage an Dich: Welche ist Deine Welt? Bist Du in Deiner Welt das Opfer Deiner Umstände oder die Schöpferin Deiner Umstände? Bist Du selbstbewußt oder möchtest es werden, oder zweifelst Du an Dir? Bestimmst Du gerne selbst über Dich, oder überläßt Du die Entscheidungen lieber jemand anderem? Wie immer Du bist, ist es richtig – solange es für Dich stimmt, solange Du in Frieden und Einklang mit Dir lebst. Aber in erster Linie ist es wichtig, daß Du Dir dessen bewußt wirst, wie Du bist und was Du möchtest.

Kürzlich rief mich eine Freundin an und eröffnete mir freudig, sie sei endlich schwanger. Allerdings wolle sie ihr Kind auf keinen Fall auf natürlichem Weg, sondern nur durch Kaiserschnitt auf die Welt bringen. Sie habe eine derart niedrige Schmerzgrenze, daß sie schon als Kind bei den banalsten Verletzungen in Ohnmacht gefallen sei. Ganz sachlich versuchte ich, ihr die Vorzüge und Nachteile einer natürlichen und einer Kaiserschnittgeburt aufzuzeichnen, nicht nur aus ihrer Sicht, sondern auch aus der Sicht des Kindes. Keinesfalls fiel es mir aber ein, sie von ihrem Vorhaben abzubringen, denn sie schien sehr genau zu wissen, was sie wollte.

Ich bin der Meinung, daß die Entscheidung einer Frau, wie sie ihr Kind bekommen möchte, auf jeden Fall zu respektieren ist.

Es ist allerdings wichtig, daß die Frau nicht nur aufgrund ihres subjektiven Gefühls entscheidet, sondern auch aufgrund ihrer Kenntnisse der psychophysischen Vorgänge und Zusammenhänge. Dazu muß sie so objektiv wie möglich informiert sein, am besten in einem Geburtsvorbereitungskurs oder von ihrem behandelnden Arzt. Schwangerschaft und Geburt sollten als harmonische Zusammenarbeit erlebt werden zwischen der Frau, dem Kind, dem Vater des Kindes, der Hebamme und dem Arzt. Die Frau und das Kind stehen im Mittelpunkt, umgeben von den anderen Personen, die der Frau mit Informationen, Rat und Verständnis beistehen.

Nun komme ich wieder zurück zu dem Kernpunkt: Wenn Du nicht weißt, was Du willst, kann man Dir auch schwer helfen. Also besteht Deine erste Aufgabe darin, Dich zu fragen, in Dich hineinzuhören, Deiner inneren Stimme zu vertrauen. Möchtest Du Deinem Kind bei der Geburt tatkräftig helfen, ihm dabei aktiv beistehen? Bist Du bereit, selbst etwas zu tun, damit die Wehenschmerzen erträglich werden? Dann ist dies das richtige Buch für Dich. Deine Bereitschaft zur aktiven Mitarbeit ist die Grundvoraussetzung für eine Schwangerschaft und Geburt mit der Zilgrei-Methode. Sie ist eine Form der Selbstbehandlung, die ihre Wirkung nur entfalten kann, wenn man sie aktiv anwendet. Wenn Du hingegen das Gefühl hast, daß sich diese Voraussetzungen nicht mit Deinen Vorstellungen decken, empfehle ich Dir, Dich einer anderen Methode zuzuwenden.

SPRECHEN WIR ÜBER ANGST

Viele Psychologen, Philosophen, Ärzte und andere Spezialisten haben sich mit diesem Thema befaßt. Viele Bücher und Berichte sind darüber geschrieben, zahlreiche kostenaufwendige Studien darüber angefertigt worden. Angst als Überlebensstrategie, Angst als Antriebskraft, als Krankheit, als Ursache für unser Versagen, für unser Unglücklichsein, um nur einige zu nennen. In der Tat, wenn wir bewußt, analytisch und objektiv in uns selbst nachforschen, entdecken wir, wie viele unserer Lebensbereiche, unserer Gefühle, Ansichten, Verhaltensweisen und Angewohnheiten auf in uns schlummernden Ängsten beruhen. Meist ist Angst ja unbewußt, aber sie wird trotzdem als etwas sehr Reales, meist als etwas Unausweichliches erfahren, dem man passiv ausgeliefert ist.

Es gibt Ängste, die leicht erkennbar und erklärbar, andere, die tief in unserer Seele ruhen und scheinbar unerklärlich sind. Die ersten sind meist mit dem Willen oder durch geeignete rationale Maßnahmen beeinflußbar oder gar zu beseitigen. Ich möchte mit Dir über die Angst sprechen, die aus der Unwissenheit erwächst, aus dem Unbekannten. Auch über die Angst, die ihre Wurzeln in der Ungewißheit, in dem Vermuteten, im Zweifel und Selbstzweifel, in der mangelnden Zuversicht hat. Und schließlich über die Angst, die herrührt von dem, was wir als Kinder und auch als Erwachsene unbewußt »mitgekriegt« haben. Nehmen wir noch einmal als Beispiel die Geburt von Hannes Söhnchen, das durch Kaiserschnitt auf die Welt kam. Versetze Dich in ihre Lage: Deine Wehen

haben begonnen, Du gehst zur Entbindung in die Klinik, aber Du hast keine Ahnung von dem, was auf Dich zukommt. Wenn Du nicht über eine gute Portion Zuversicht und Selbstvertrauen verfügst, reagierst Du bestimmt wie Hanne: mit Angst und Unsicherheit. Meinst Du nicht, es wäre besser gewesen, für Dich, für Dein Kind und für Deinen Mann, wenn Ihr Euch informiert und frühzeitig Eure Unwissenheit durch Wissen ersetzt hättet? Ihr hättet kaum Anlaß gehabt, unsicher zu sein, hättet Eure ganze Energie auf die Geburtsarbeit konzentrieren können. Diese Art der Angst kann man also sehr gut durch entsprechende Schritte verhindern oder zumindest begrenzen. Ein guter Geburtsvorbereitungskurs ist die beste Waffe dagegen.

Angst übt immer so viel Macht über uns aus und nimmt so viel Platz in uns ein, wie wir ihr zugestehen. Ich habe einige Jahre allein in einem abgelegenen Haus auf dem Land gelebt; der nächste Nachbar hätte mich bestimmt nicht gehört, wenn ich laut gerufen hätte. Oft wurde ich gefragt: »Sag einmal, hast Du nicht Angst, so weit ab vom Schuß zu leben, wenn da was passiert?« Auf meine Frage, was denn passieren sollte, hieß es: »Einbrecher und so …« »Ach«, meinte ich, »wenn einer vor mir steht, habe ich immer noch Zeit genug, Angst zu haben!« Häufig belasten wir uns mit Ängsten, die wir in unseren Gedanken selbst schaffen, die auf reinen Annahmen beruhen. Als ich schwanger war, hatte ich auch manchmal Angstgefühle, daß mein Kind nicht gesund sein könnte, daß in der Schwangerschaft etwas schieflaufen oder daß die Geburt kompliziert verlaufen könnte ... Sehr viele Frauen haben diese unterschwelligen Ängste während der Schwangerschaft, die in den meisten Fällen auf die Furcht vor dem Ungewissen zurückzuführen sind. Das ist menschlich, und ich glaube nicht, daß es eine Schwangerschaft und Geburt gänzlich ohne Angstmomente gibt. Nur, das Ausmaß dieser Ängste kannst Du bestimmen. Wenige Dinge im Leben sind so vielfältig und umfangreich im Angebot wie Ängste. Es kommt nur darauf an, wieviel Platz man Ängsten in der eigenen Welt einräumt. Als Gegenmaßnahme empfehle ich dir, Dich in Zuversicht, in Selbstvertrauen, in dem, was man gemeinhin Gottvertrauen nennt, zu üben.

ANGST KANNST DU BEWÄLTIGEN, INDEM DU VERTRAUEN ZU DIR SELBST UND ZU DEINEM WACHSENDEN KIND HAST.

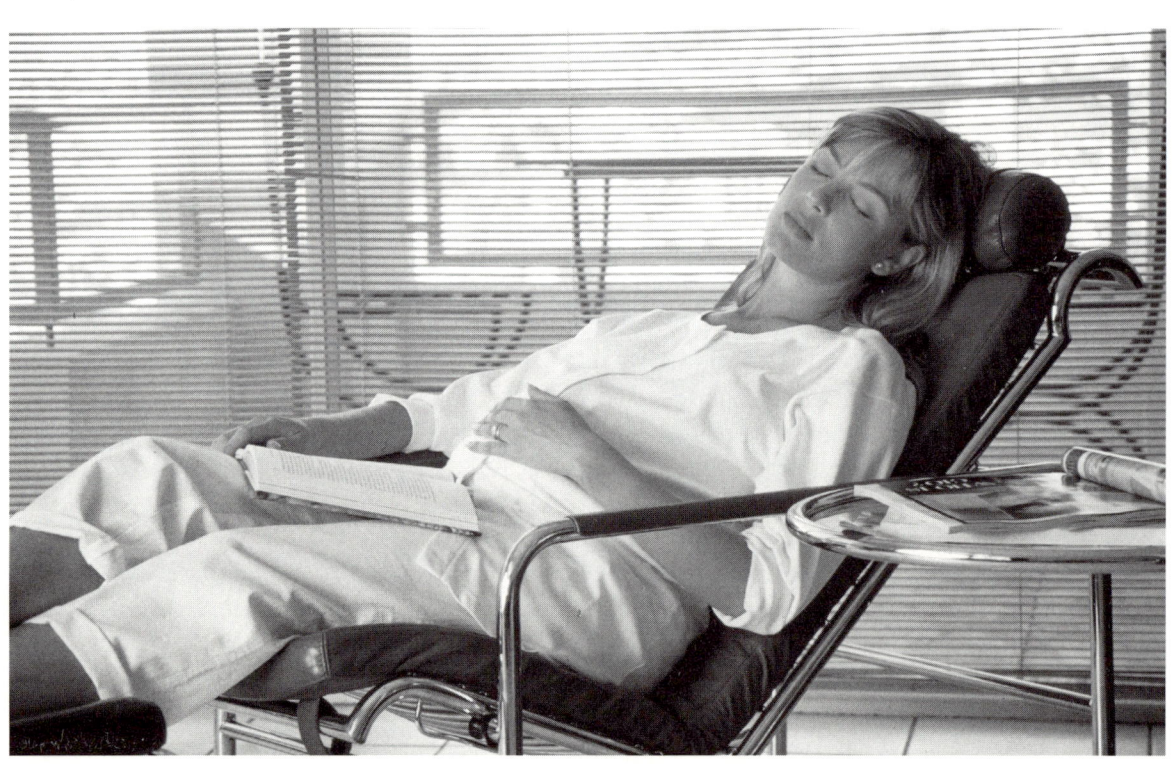

Wie sehr die Gedanken unser Tun und Sein beeinflussen, erleben wir tagtäglich. Um etwas tun zu können, müssen wir es erst einmal denken. Wie wir denken und was wir denken steht uns vollkommen frei; nur wir selbst bestimmen, ob wir fröhlich oder traurig durch den Tag gehen, ob wir angstvoll oder mutig unsere Aufgaben anpacken, ob wir glauben, wir seien einer Sache gewachsen, oder ob wir denken, wir bewältigen sie nicht. Du weißt ja, man kann jede Situation von mindestens zwei Seiten betrachten, die Wahl steht jedem offen. Wir leben in einem Zeitalter, in dem uns viele Mitmenschen aus den verschiedensten Lebensbereichen und Denkrichtungen durch Schriften und Vorträge auf unsere Fähigkeit, durch Gedanken unser Schicksal zu steuern, aufmerksam machen. Ich empfehle Dir, eimal selbst zu beobachten, wie Du auf Deine Lebenssituationen reagierst, und wie Dein Denken Deine Einstellung und Gemütsverfassung bestimmt. Vergiß dabei nicht, daß die Art, wie Du denkst, nicht die einzige ist, die Dir offen steht. Wenn Du also zum Beispiel die Wahl hast zwischen den Gedanken, »hoffentlich wird mein Kind gesund sein«, und »mein Kind wird gesund und kräftig sein«, warum nicht die zweite Möglichkeit wählen, die Dir und Deinem Kind mehr bringt? Zweifle nicht an Deiner Fähigkeit, ein gesundes Kind ohne Komplikationen und vollkommen natürlich auf die Welt zu bringen; denn dafür hat Dich die Natur ausgestattet, und deshalb hast Du allen Grund, zuversichtlich zu sein.

Laß uns nun noch von der Angst sprechen, die auf Informationen beruht, die wir vielleicht gar nicht bewußt aufgenommen haben oder zumindest als rationell denkende Menschen überhaupt nicht mit uns selbst in Zusammenhang bringen. Ich erinnere mich noch recht gut, als eine Bekannte meiner Mutter von der schweren Entbindung einer Freundin erzählte. In den kleinsten Details schilderte sie, was diese arme Frau alles durchmachen mußte, bis das Kind endlich mit der Zange geboren worden war. Dieses Bild, zu dem meine rege, jedoch unwissende Phantasie noch das ihre hinzufügte, prägte sich mir als das ein, was auf eine Frau zukommt, wenn sie ein Kind gebärt. Schließlich hatte ich keine aufregenden Berichte über schöne und normale Geburten gehört, die ich diesen Schilderungen hätte entgegensetzen können. Später kamen dann noch bewegende, aber keineswegs schöne und normale Geburtsszenen im Kino und Fernsehen hinzu. Wer kennt nicht die packende Szene aus dem Film »Vom Winde verweht«, in der die hilflose, dem Tode nahe Melanie schließlich von der heroischen Scarlett O'Hara entbunden wird? Glaube ja nicht, daß das keine Spuren hinterläßt!

Wir leben in einer Welt, in der sehr viele Dinge gesteuert werden, vor allem die Information. Es bedarf eines ständig wachen Bewußtseins und Kritikvermögens, um die auf uns eindringende Informationsflut zu sortieren und ins rechte Licht zu rücken. Tun wir das nicht, laufen wir Gefahr, daß Ängste in uns hineinprojiziert werden, die anfänglich gar nicht da waren.

Sie bestimmen, ohne daß wir uns dessen bewußt sind, unser Denken und Fühlen. Berichte von guten, schönen und normalen Gegebenheiten sind für die Medien keine guten Nachrichten; deshalb hören wir davon weder in der Tagesschau noch in Zeitschriften, noch in Filmen, die unserer Unterhaltung dienen sollen. Bedenke, daß das, was uns die Medien zeigen, die Ausnahme ist, nicht aber die Regel. Wäre das nicht der Fall, hätte die Menschheit nicht so lange überlebt. Aber sie überlebt, weil die Mehrheit ein »normales« Leben lebt, in dem sich Freud und Leid abwechseln;

und weil die Mehrheit der Frauen ihre Kinder ohne Komplikationen und auf ganz natürliche Weise zur Welt bringt.

Angst soll nicht verdrängt, sondern angeschaut und möglichst aufgelöst werden. Das kannst Du tun, indem Du darüber sprichst: mit Deinem Mann, mit Deiner Geburtsvorbereiterin und Hebamme, mit Deinem Arzt, mit Deinen Freundinnen, also mit Dir vertrauten Menschen, die Dich nicht beurteilen, sondern Dich anhören wollen. Angst kannst Du bewältigen, indem Du Unwissenheit durch Wissen ersetzt, vorgefaßte Meinungen und falsche Vorstellungen in Frage stellst, indem Du Dich und Deine Schwangerschaft, unter welchen Umständen auch immer, bejahst, und indem Du Vertrauen zu Dir selbst und zu Deinem wachsenden Kind hast. Ohne Angst läßt die Verkrampfung, ohne Verkrampfung läßt der Geburtsschmerz nach. Ohne Angst werden Schwangerschaft und Geburt zu einer der beglückendsten und außerordentlichsten Erfahrungen Deines Lebens.

Je mehr es Dir gelingt, Deinen Körper, Deine Empfindungen und Gefühle bewußt wahrzunehmen, je mehr Du lernst, gezielt damit umzugehen, desto mehr wächst Dein Vertrauen zu Dir selbst und damit Deine Fähigkeit, was immer auf Dich zukommt meistern zu können. Dabei hilft Dir Zilgrei – Du wirst sehen, wie mit der zunehmenden Sicherheit im Umgang mit Deinem Körper Deine Angst schwindet.

SCHMERZEN

Wenn wir über Schmerzen sprechen, müssen wir zunächst unterscheiden zwischen jenen, die während der Schwangerschaft auftreten können, und jenen, die die Geburt begleiten; ihre Ursachen sind nämlich meist grundverschieden. Während die meisten Schwangerschaften ohne Schmerzen verlaufen, ist eine vollkommen schmerzfreie Geburt schon wegen der physiologischen Abläufe kaum möglich.

Während der Schwangerschaft

Viele Frauen fühlen sich während der Schwangerschaft so wohl wie nie zuvor, manche haben einige vorübergehende, relativ geringe Beschwerden, und einige haben regelrechte Schmerzen. Zum Glück halten in den wenigsten Fällen die Schmerzen während der gesamten Schwangerschaft an. Sie sind jedoch immer ein Anzeichen dafür, daß ein für den Organismus ungewohnter und belastender Zustand vorliegt. Manche Schmerzen sind harmlosen Ursprungs und gehen auch bald vorüber, andere bedürfen der Behandlung. Wie auch immer, sie gehören unter ärztliche Aufsicht, und Du solltest auf keinen Fall versuchen, Deine Schmerzen allein »in den Griff zu bekommen«, vor allem wenn Du die Ursache nicht kennst.

Rücken- oder Kreuzschmerzen treten in der Schwangerschaft oft durch die veränderte Statik im Körper und durch die Dehnung der Bänder auf. Sie können in den meisten Fällen sehr erfolgreich mit den in diesem Buch enthaltenen Zilgrei-Selbstbehandlungen beseitigt werden. Durch das Wachstum des Babys und die Wölbung des Bauches der Mutter verlagert sich das Gewicht von der Mittelachse nach vorn. Dadurch wird einerseits die Wirbelsäule stärker belastet, und oft stellt sich ein Hohlkreuz ein; andererseits müssen gewisse Muskelpartien stärker arbeiten, um das verlagerte Körpergewicht gegen die Schwerkraft zu halten. Manchmal treten auch Wadenkrämpfe, besonders in der zweiten Schwangerschaftshälfte, oder geschwollene Beine durch die Veränderung des Wasserhaushalts auf. Manchmal klagen Frauen über Kribbeln, Taubheit und Schmerzen im Handgelenk, besonders der stärker belasteten Hand; hierbei handelt es sich um das sogenannte Karpaltunnelsyndrom, das durch das Anschwellen des Karpalbandes am Handgelenk hervorgerufen wird. Auch in diesen Fällen schafft die Zilgrei-Methode meist Abhilfe, mit dem großen Vorteil, daß auf Medikamente und Spritzen, die das Baby belasten könnten, verzichtet werden kann.

Während der Geburt

Die Natur hat es zwar so eingerichtet, daß das Gebären mit Schmerzen verbunden ist. Aber wie groß die Schmerzen sein müssen, hat sie nicht vorgeschrieben; das bleibt hauptsächlich der werdenden Mutter und ihrem Umfeld überlassen.

Der folgende Geburtsbericht von Irmtraut, die ihr zweites Kind, entgegen ihren Erwartungen, mit der

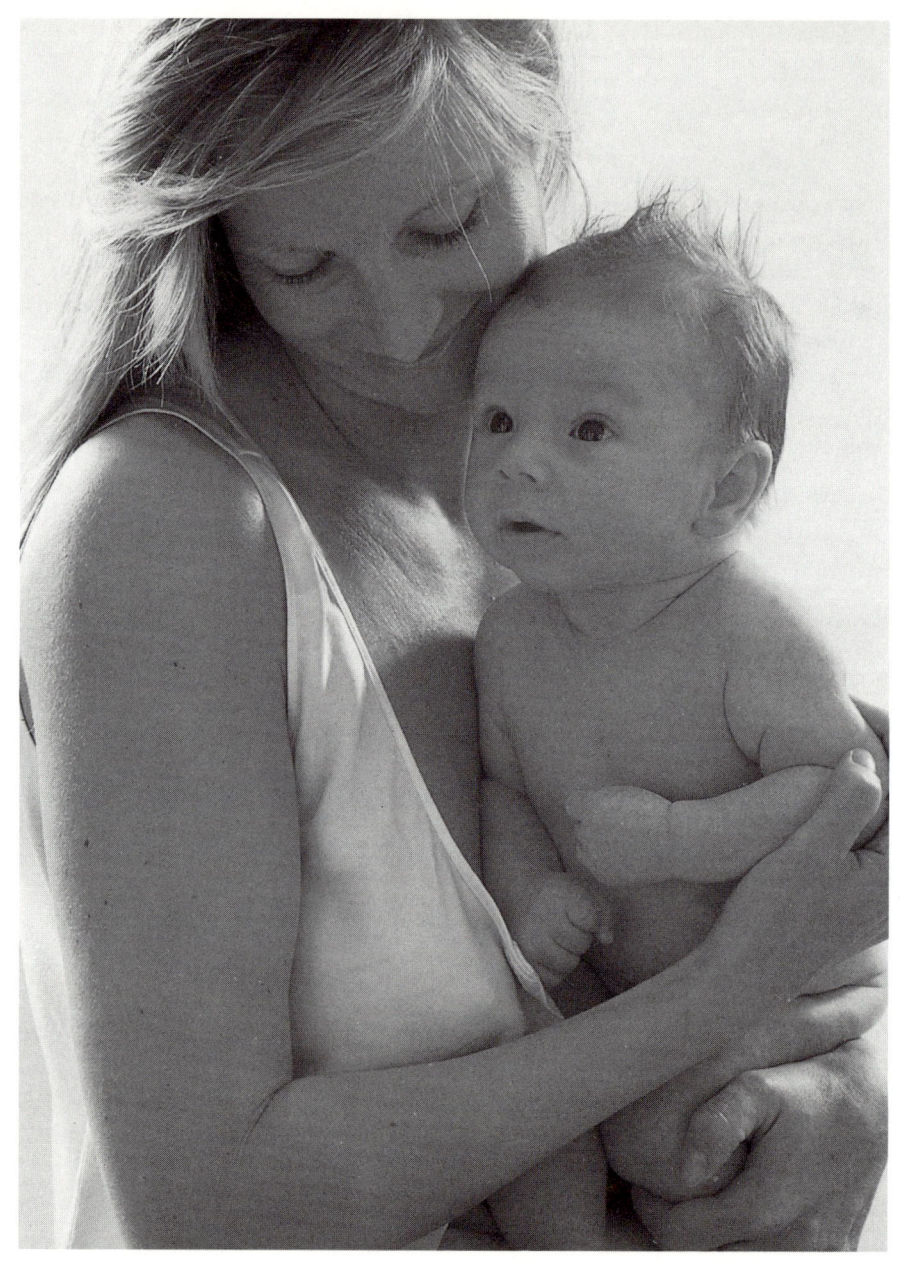

*»ICH WOLLTE MEIN KIND
BEKOMMEN, BEI VOLLEM
BEWUßTSEIN UND MIT SO
WENIG SCHMERZEN WIE
MÖGLICH.«*

Zilgrei-Methode zur Welt brachte, könnte das nicht treffender schildern.

»Als ich zur Entbindung unseres zweiten Kindes in die Klinik kam, wollte ich weder eine sanfte noch eine natürliche Geburt. Je mehr ich darüber gelesen hatte, desto weniger wollte ich darüber wissen. Ich wollte mein Kind bekommen, bei vollem Bewußtsein, so normal wie möglich, aber auch mit so wenig Schmerzen wie möglich.

Nachdem ich bereits seit sieben Stunden heftige Wehenschmerzen hatte, fuhren mein Mann und ich in die Klinik. Eine freundliche Hebamme untersuchte mich und tastete vorsichtig meinen Bauch ab. Anschließend durfte ich mich in der Badewanne ausgiebig entspannen.

In dieser Zeit erzählte mir die Hebamme von der Zilgrei-Methode, die den Wehenschmerz lindern sollte. Ich erklärte mich bereit, diese Methode anzuwenden. Nach dem Bad konnte ich auf dem Flur des Krankenhauses spazierengehen. Ich wandte die Zilgrei-Methode jedesmal an, sobald sich eine Wehe anbahnte. Die heftigen Schmerzen ebbten erheblich ab, so daß ich die nächste Wehe völlig entkrampft auffangen konnte. Durch das lange Spazierengehen wurde der Druck nach unten verstärkt und somit unser Baby schon mal auf den Weg geschickt.

Als das Spazierengehen nicht mehr möglich war, setzte ich meine Übungen in der Seitenlage auf dem Kreißbett fort. Mein Mann war mir dabei eine große Hilfe, indem er bei jeder Wehe kräftig mit der Hand einen Druck oberhalb des Steißbeins ausübte. So mußte er nicht tatenlos zusehen, wie die Geburt unseres Kindes immer näher rückte. Nach zirka einer halben Stunde wurde unsere Tochter nach nur zwei Preßwehen geboren.

Mein Mann und ich waren sehr glücklich, daß ich die Geburtsphase mit so wenig Schmerzen und in relativ kurzer Zeit durchgestanden hatte.

Im Gegensatz zur Geburt unserer ersten Tochter – ich erhielt eine Periduralanästhesie – hatte ich jetzt zwar den Geburtsschmerz verspürt, war jedoch durch die ständige Bewegung (Rund- oder Hohlkreuz) und mit den damit verbundenen Atemübungen vom Geburtsschmerz abgelenkt.«

Schmerzen lassen sich während der Geburt aus verschiedenen Gründen nicht ganz vermeiden. Zum einen kommt es zu einer starken Anspannung gewisser Muskelpartien, die normalerweise nicht in diesem Ausmaß eingesetzt werden; zum anderen wird empfindliches Gewebe sehr stark um ein Vielfaches seiner normalen Erweiterung gedehnt.

Die Geburt kann nur durch das Zusammenspiel und durch die spezifische Aktion verschiedener Muskelpartien erfolgen. Je harmonischer dieses Zusammenspiel verläuft, um so schmerzärmer und kürzer ist die Geburt, und um so weniger belastend ist sie für Mutter und Kind. Während einige dieser Muskelpartien möglichst vollkommen entspannt sein sollen (z. B. der Beckenboden), müssen andere (z. B. die Gebärmutter) ihre größtmögliche Kraft entfalten, um dem Baby einen möglichst problemlosen, sanften und natürlichen Eintritt in die Welt zu bereiten. Es ist also sehr wichtig, daß wir etwas tun, damit diese Muskeln ihre Arbeit korrekt verrichten können. Es gibt verschiedene Methoden, um diesen idealen Zustand herbeizuführen. Die eine entspannt durch Konzentrationsübungen, Autosuggestion oder Selbsterfahrungsübungen Körper und Geist. Die andere führt durch gezielte, natürliche Körperstellungen und Bewegungen die gewünschte physische und psychische Entspannung herbei. Dabei geht es nicht um die mentale Konzentration, sondern um das korrekte Tun.

Zilgrei bietet Dir in diesem Buch diese zweite Möglichkeit an, indem Dir Stellungen und Bewegungen an die Hand gegeben werden, die automatisch jene Muskeln entspannen, die entspannt sein sollen, und jene stärken, die Kraft entwickeln sollen. Körper und Seele sind eine unteilbare Einheit, und es ist gänzlich unmöglich, auf nur einen dieser beiden Bestandteile einzuwirken, ohne den anderen zu tangieren. Was die Seele bedrängt, belastet auch den Körper – und umgekehrt. Die Psyche eines Menschen ist derart kompliziert und ihre Verfassung von so vielen Faktoren abhängig, daß es meines Erachtens leichter ist, am Körper anzusetzen, um die Psyche positiv zu beeinflussen. Allein der Gedanke »ich muß mich entspannen, damit es nicht weh tut« kann sich als belastend erweisen. Da ist es doch wesentlich einfacher, eine Körperstellung einzunehmen, die entlastet und so automatisch den Wehenschmerz verringert.

Aus der Sicht der Zilgrei-Methode heißt Entspannung keinesfalls Inaktivität oder Passivität, vielmehr handelt es sich dabei um die aktive Entspannung. Das heißt, ich warte nicht darauf, daß sich die Entspannung einstellt, sondern ich unternehme etwas, damit die entspannende Wirkung herbeigeführt wird.

Wehen

Ich wünschte, Wehen hießen nicht Wehen, sondern »Wellen«; diese Bezeichnung käme einerseits ihrem Wesen, andererseits ihrer Aufgabe viel näher. Zudem haftet dem Wort Wehe etwas an, das mit Schmerz, Leid, Klagen und Angst zu tun hat – was man also möglichst meiden sollte. Diese Implikationen sind leider häufig unbewußt für den Widerstand verantwortlich, den werdende Mütter den Wehen entgegensetzen. Dabei sind Wehen ein Segen, denn ohne sie kann kein Kind auf natürlichem Weg geboren werden. Sie sind der Mechanismus, der dem Kind das Tor zur Welt öffnet und Dir Dein Kind schenkt.

Ziel der Zilgrei-Methode ist es, daß Du lernst, mit den Wehen aktiv zusammenzuarbeiten, sie sozusagen in ihrer Tätigkeit aktiv unterstützt. Erwarte sie deshalb mit Freuden, erfasse sie wie eine Welle und schwimme mit ihr mit. Vielleicht kann ich das besser erklären, wenn ich wieder ein geistiges Bild male: Schließe die Augen und stelle Dir vor, Du schwimmst auf dem Meer, weit, weit draußen. Niemand und nichts ist in Deiner Nähe, Du kannst Dich nirgends festhalten, aber Du kannst gut schwimmen. Ein Wind kommt auf, die Wellen schwellen an, tragen Dich hoch und schaukeln Dich in ihre Täler hinab. Ein Gefühl der Unruhe erfaßt Dich, Du mußt an Land, koste es, was es wolle. Du beginnst kräftig zu schwimmen, aber Du hast das Gefühl, Du kommst nicht weiter. Angst und Panik packen Dich und lähmen Deine Bewegungen und Deinen Atem; innerhalb weniger Minuten bist Du vollkommen erschöpft. Ermattet und schwach, bleibt Dir nichts anderes übrig, als Dich wehrlos der Macht der Fluten hinzugeben. Und siehe da, bald erholen sich Deine Kräfte, Du kämpfst nicht mehr gegen die Wogen an. Du schwingst bewußt mit den Wellen, sie wiegen Dich, nehmen Dich auf und tragen Dich sicher an Land.

Auch in Rhythmus und Verlauf sind Wehen wie Wellen. Sie kommen in mehr oder weniger regelmäßigen Abständen, bahnen sich an, nehmen an Intensität zu, steigen an bis zum Wellenkamm, und ebben dann wieder ab. Immer wieder und immer wieder, bis der

Muttermund vollkommen geöffnet ist und Dein Kind geboren werden kann.

Schon während der Schwangerschaft treten leichte, kaum merkliche Vorwehen auf, die meist gegen den Geburtstermin hin etwas stärker werden. Die Gebärmutter »übt« die Geburtstätigkeit. Dabei wird der Bauch oft hart und fühlt sich an, als bekäme man ein festes Band um den Leib gelegt. Um festzustellen, ob das »richtige« Geburtswehen sind, überprüfst Du am besten die Häufigkeit und Dauer der Wehen. Erst wenn sie über einen gewissen Zeitraum, eine halbe bis eine Stunde lang, in regelmäßigen Abständen kommen, handelt es sich um Eröffnungswehen, die die Geburt einleiten. Gegen Ende der Eröffnungsphase, wenn sich durch die Wehentätigkeit der Muttermund auf zirka 10 cm Durchmesser geweitet hat, beginnt die sogenannte Austreibungsphase.

Wie Du die Wehentätigkeit am besten durch die Zilgrei-Bewegungen und -Atmung unterstützen kannst, erkläre ich Dir im zweiten Teil dieses Buches.

GEFÜHLE

Kaum eine menschliche Erfahrung ist psychisch wie physisch so tiefgreifend wie Schwangerschaft und Geburt. Ja, ich wage zu sagen, daß zu keinem anderen Zeitpunkt die Gefühlswelt der Frau dermaßen bereichert und angesprochen wird. Und zwar unabhängig von den Umständen, die dieses Erlebnis begleiten. Ich kann und möchte Dir nicht sagen, was Du empfinden wirst oder sollst, was Du spüren wirst oder welches Gefühl Dich zu welchem Zeitpunkt erwartet, denn ich wohne nicht in Deinem Geist, nicht in Deinem Körper und nicht in Deiner Welt. Ich empfehle Dir aber, auf Dich aufmerksam zu sein, auf Dich zu lauschen und in Dich hineinzuspüren; Du wirst sehen, daß Du Gedanken und Gefühle in Dir entdeckst, die Du bisher nicht gekannt hast.

Viele Frauen sind unsicher, ob ihre Gefühle und Empfindungen auch die »richtigen« sind. Diese Unsicherheiten treten besonders dann auf, wenn man zu den eigenen Gefühlen und Empfindungen nicht genügend Vertrauen hat. Mit den besten Vorsätzen und in der Absicht, der werdenden Mutter zu helfen, wird in vielen Büchern beschrieben, welches Gefühl sie zu welchem Zeitpunkt der Schwangerschaft und Geburt erwartet. Um die Angst zu nehmen, versucht man, sie darauf vorzubereiten und zu erläutern, was ihr widerfahren wird. Du mußt Dir jedoch dessen bewußt sein, daß diese Gefühlszustände zwar eintreten können, aber nicht unbedingt müssen. Ich halte es für wesentlich wichtiger, daß Du ein gutes und sicheres Verhältnis zu Deinen eigenen Gefühlen entwickelst und aufbaust. *Was Du fühlst und spürst, ist*

richtig für Dich! Aber lerne zu erkennen, was Du spürst und fühlst. Wenn Du Dich immer daran orientieren mußt, was andere meinen, das Du spüren sollst, und nicht daran, was Du tatsächlich fühlst, versagst Du Dir einen erheblichen Teil an Erlebnis und Erfahrung. Bedenke immer, niemand ist so wichtig in Deiner Welt, wie Du, denn Du gestaltest sie und bist ihre Schöpferin.

Wir Frauen haben von der Natur die große Gnade erhalten, durch Schwangerschaft und Geburt, durch Pubertät und Klimakterium innere, ich meine dabei seelische und geistige, Wachstumsprozesse durchzumachen, die Männern in diesem Ausmaß meist verwehrt bleiben. Je wacher und bewußter wir in diesen Phasen unseres Lebens sind, desto größer sind der Nutzen und die Bereicherung, die wir dadurch erfahren.

Auch wenn die Umstände Deiner Schwangerschaft nicht ideal sind, und – wir brauchen uns nichts vorzumachen – sie sind nicht immer ideal; auch wenn Deine Schwangerschaft vielleicht von schwierigen oder belastenden Umständen begleitet ist – welcher Art sie auch sein mögen, laß diese Möglichkeit des inneren Wachstums nicht ungenutzt an Dir vorbeiziehen.

Die größten Lernprozesse machen wir nicht dann, wenn alles problemlos »über die Bühne geht«, sondern wenn es gilt, Schwierigkeiten zu überwinden. Mache Dich frei von der illusorischen Vorstellung von dem, was sein sollte, und sage *ja* zu dem, was ist. Hege keine Schuldgefühle, weder Dir selbst noch

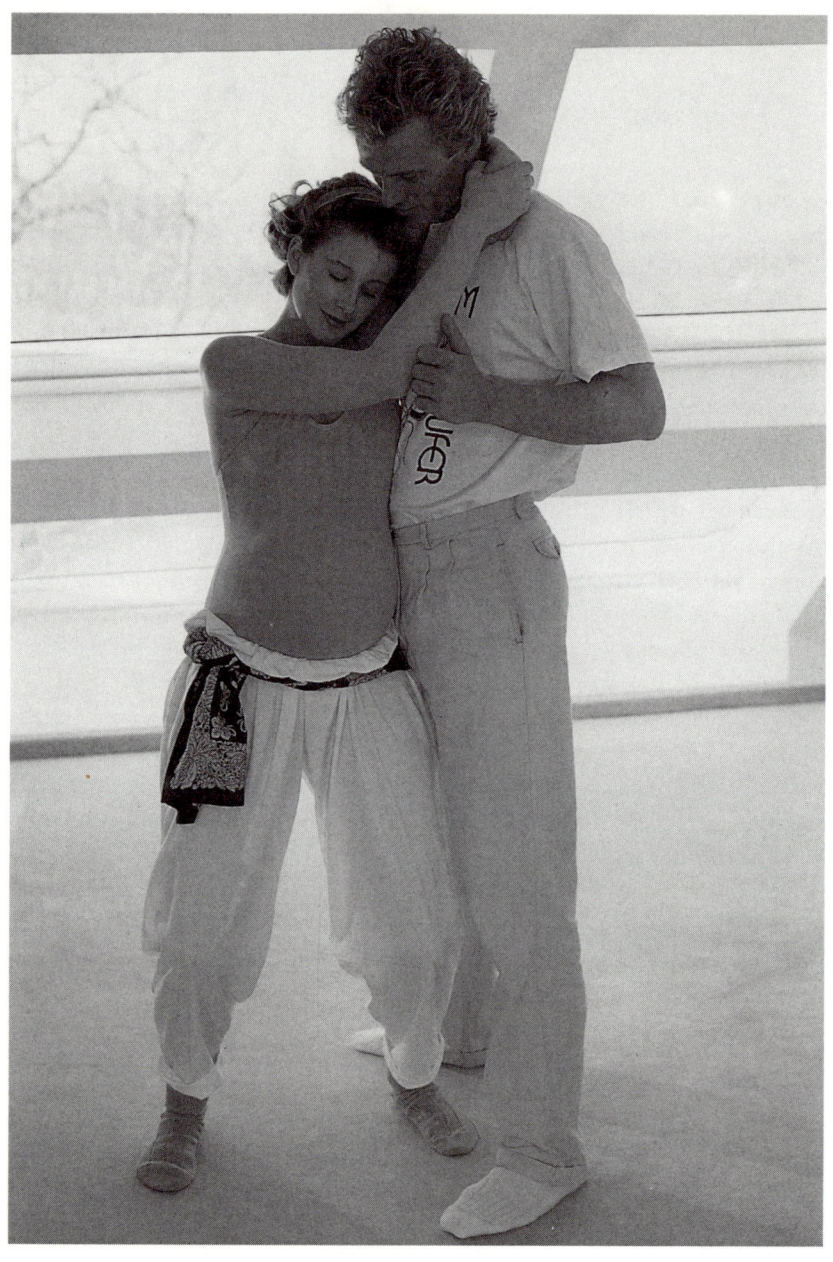

DEINE WELT WIRD NIE
WIEDER DIE GLEICHE SEIN,
DIE SIE WAR, BEVOR DU
SCHWANGER WURDEST.

Deinem Kind gegenüber, wenn der Verlauf der Schwangerschaft und der Geburt nicht vorbildlich ist, wenn nicht alles so gegangen ist, wie Du es Dir gewünscht hättest. Mehr als Dein Bestes kannst Du nicht tun, und was Dein Bestes ist, bestimmst nur Du selbst.

Du kannst die Zeit der Schwangerschaft nutzen, indem Du Kontakt zu Deinen Gedanken aufnimmst, Dich darin übst, Deine Gefühle zu erkennen, zu definieren und auszusprechen. Traue Dich, Wünsche zu identifizieren und zu äußern, auch wenn keine offensichtliche Chance auf Erfüllung besteht. Vor allem aber, unterdrücke keine Gedanken und Gefühle, sondern schau sie Dir an und sage: »Das bin ich, und dazu stehe ich!«

Im Anschluß an den zweiten Teil dieses Buches sind einige mögliche Übungsprogramme angefügt, die Dir helfen sollen, Deine Fähigkeit zur Selbstwahrnehmung zu schulen. Das kommt Dir übrigens nicht nur während der Schwangerschaft und Geburt zugute, sondern auch während Deines täglichen Lebens danach.

DIE GEFÜHLE DEINES KINDES

Ich habe bisher hauptsächlich über Dich gesprochen, über Empfindungen und Umstände, die Dich betreffen; und dieses Buch beinhaltet Anwendungen, die in erster Linie Dir zugute kommen. Aber da Dein Kind in Dir wächst, ist es von allem, was Du tust, denkst und fühlst, direkt berührt und beeinflußt.

Wissenschaftler, Psychologen und Philosophen, die sich mit der Erforschung des Lebens und des Menschen befassen, kommen immer häufiger zu dem Schluß, daß das werdende Kind im Mutterleib bereits in seinen frühesten Entwicklungsstadien Empfindungen hat und fähig ist, auf Reize, ob körperlicher oder seelischer Art, zu reagieren. Der Psychoanalytiker Wolfgang H. Hollweg hat das unter anderem so beschrieben: »Embryos, Föten, Neugeborene, Säuglinge und Kleinkinder haben durch ihre biologischen Programme ein ungemein exaktes Gespür dafür, unter welchen äußeren und inneren Bedingungen jede Phase ihres Daseins verlaufen muß, welche Dinge und wie diese mit ihnen getan werden müssen, und was sie dabei selbst zu tun haben. Verlaufen alle Lebensvorgänge und Aktionen, ihre eigenen wie die ihrer nächsten Bezugspersonen, so, wie sie biologisch programmiert sind, so ist ihr Dasein mit dem Gefühl von Richtigkeit, Selbstverständlichkeit und Geborgenheit verbunden.« Daraus darf man schließen, daß das Kind seine Intelligenz, sein Bewußtsein und sein Empfindungsvermögen nicht erst im Augenblick des Eintritts in die Welt, das heißt bei der Geburt, empfängt, sondern, bedingt durch sein »biologisches »Programm«, über diese Eigenschaften und Fähig-

keiten bereits ab dem Zeitpunkt seiner Konzeption verfügt.

Daraus wird deutlich, wie wichtig es ist, daß Mutter, Kind und Vater von Anbeginn der Schwangerschaft eine zwischenmenschliche Beziehung aufbauen und pflegen, die gegenseitig bestärkend, ermutigend und bestätigend ist. Genauso wie wir empfindet das Kind im Mutterleib Zuwendung als wohltuend und Ablehnung als schmerzlich. Es ist also von größter Bedeutung, wie wir diesem werdenden Menschenwesen begegnen, wie unsere Einstellung zu ihm ist. Sein Leben und seine Seinsweise wird allem Anschein nach nicht nur durch seine Erbfaktoren und durch sein Umfeld geprägt, sondern in entscheidendem Maß auch von den gefühlsmäßigen und affektiven Eindrücken, die es von Beginn seiner Existenz an erhält.

Aus meiner eigenen Erfahrung, aus vielen Gesprächen mit Männern und Frauen der verschiedensten sozialen Stufen und Lebensbereiche, und durch die aufmerksame Beobachtung meiner Mitmenschen konnte ich immer wieder feststellen, wie sehr wir – bewußt oder unbewußt – von Gefühlen der Unzulänglichkeit, von der Angst, nicht so akzeptiert zu werden, wie wir sind, belastet sind. Wesentlich weniger Neigungen in diese Richtung konnte ich bei sogenannten Naturvölkern erkennen. Liegt das daran, daß bei ihnen von Beginn des werdenden Lebens an eine selbstverständlichere Form der Bindung, eine bedingungslosere Akzeptanz zwischen Mutter und Kind besteht?

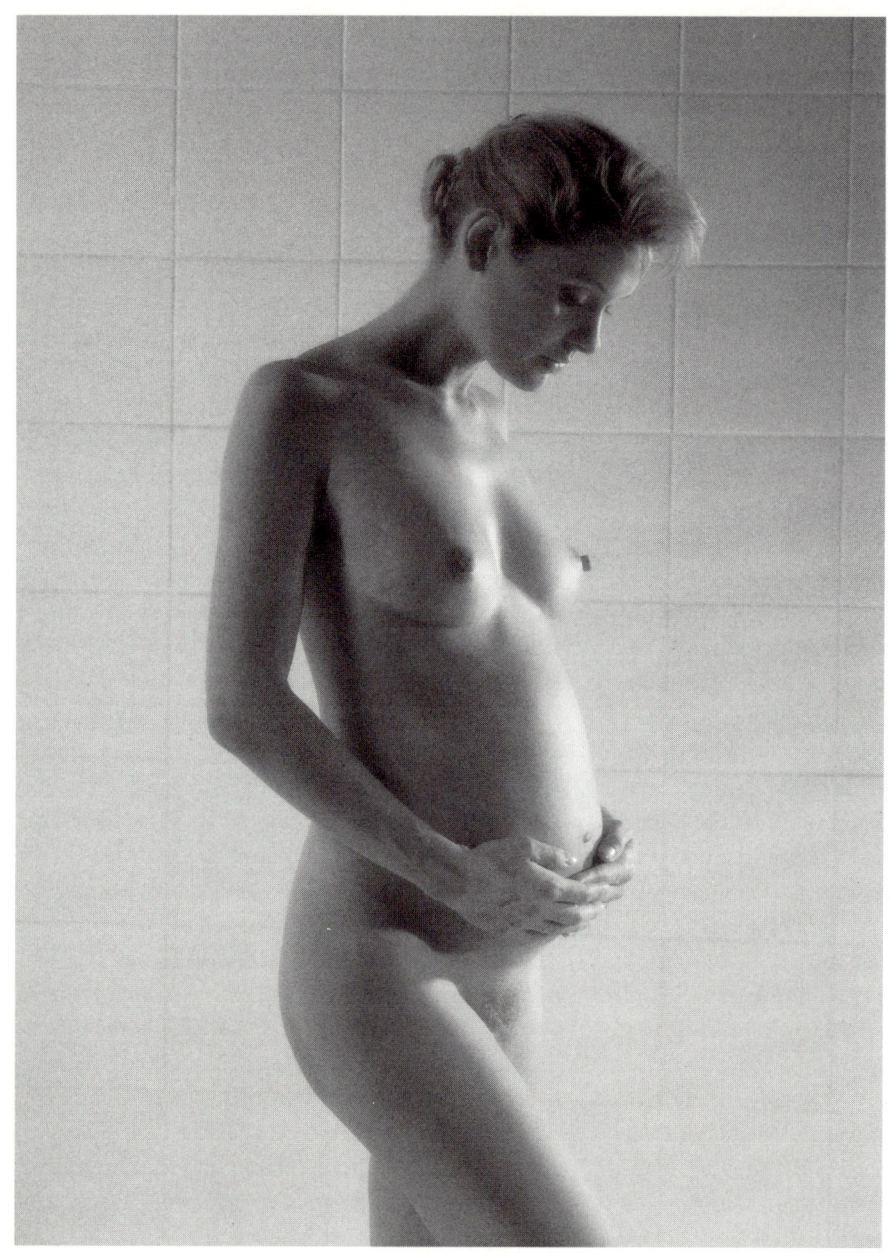

DURCH DIE VORSTEL-
LUNG, DEIN KIND ZU
LIEBKOSEN, DRÜCKST DU
DEINE ZUNEIGUNG
UND DEIN GEFÜHL AUS.

Ich gehöre nicht zu jenen, die Mutterliebe als etwas unbedingt Natürliches oder Selbstverständliches betrachten. Die Erfahrung hat mich gelehrt, daß man, wie bei allen Formen der Liebe, bewußt und konstant daran arbeiten muß. Allerdings empfinde ich diese Arbeit als die lohnendste, die es gibt. Und je früher man damit beginnt, desto größer ist die Chance, eine liebevolle Beziehung zu entwickeln, die dem Kind eine sichere Grundlage der Geborgenheit gibt, auf die es später sein Leben aufbauen wird.

Du kannst Dein Kind durch liebevolle Gedanken, durch ein Lied, das Du ihm singst, durch Dinge, die Du ihm erzählst, wissen lassen, wie sehr Dir an ihm gelegen ist, wie wichtig Dir seine Existenz ist. Du kannst durch das Streicheln Deines Leibes und die Vorstellung, Dein Kind zu liebkosen, Deine Zuneigung und Dein Gefühl ausdrücken.

Der holländische Psychologe Frans Veldman hat sein Leben der Haptonomie, der Wissenschaft von den Grundlagen der Affektivität, gewidmet. In 40jähriger Arbeit machte er viele Elternpaare, Geburtshelferinnen und -helfer sowie Hebammen mit dieser Denk- und Handlungsweise vertraut. Das Wort »haptein« bedeutet: Ich berühre, ich vereinige, ich stelle eine Verbindung her, ich nehme mit jemandem durch Berührung Kontakt auf, um gesund zu machen, zu pflegen, zu heilen und zu bestärken. Durch tägliche »Kontaktspiele« der Eltern mit dem Kind im Mutterleib wird die gegenseitige affektive Bindung verstärkt.

Das Erlebnis der Geburt ist so für die Beteiligten beglückender und der emotionale Kontakt stärker. Veldman berichtet, daß diese Kinder nach ihrer Geburt eine harmonischere und schnellere Entwicklung und eine sehr frühe psychische Entfaltung zeigen. Sie können psychomotorisch besser koordinieren und sind als Neugeborene besonders aufmerksam und lebhaft.

Schließlich möchte ich Dir im Interesse Deines Kindes zwei Bücher vorstellen: Frédérick Leboyers »Geburt ohne Gewalt« und Michel Odents »Die Geburt des Menschen«. Leboyer ist Frauenarzt und Geburtshelfer – und Poet; Michel Odent ist ebenfalls Arzt und Leiter einer Geburtshilfestation in einem französischen Hospital. Beide haben sich mit beispiellosem Engagement für eine Wende in der modernen Geburtshilfe eingesetzt – zugunsten einer sanfteren, menschlicheren Geburt, für das Kind und für die Mutter.

Es ist auch das Anliegen von Zilgrei, durch menschlichere, natürlichere und sinnvollere Praktiken und Maßnahmen die Geburtshilfe zu verbessern, ohne jedoch auf die modernen Errungenschaften verzichten zu müssen.

In diesem Sinne steht Zilgrei nicht nur in Einklang mit den Denkweisen, die ich hier angesprochen habe, sondern sie bilden zusammen eine glückliche, gegenseitige Ergänzung, die Mutter und Kind physisch wie psychisch während Schwangerschaft und Geburt eine optimale Begleitung bietet.

EIN BISSCHEN ANATOMIE

Auch wenn ich Dir aus den bereits geschilderten Gründen keine handfesten Aussagen über die zu erwartenden Gefühle während der Schwangerschaft und Geburt mit auf den Weg geben möchte, will ich wenigstens einige der physischen Zusammenhänge und Abläufe anhand der folgenden Abbildungen erklären.

Die Kenntnis davon wird Dir die Arbeit mit der Zilgrei-Methode, besonders während der Geburt, erleichtern. Ich schildere hier nur die wichtigsten anatomischen und physiologischen Aspekte, deshalb sind die Ausführungen entsprechend einfach. Es ist gut, wenn Du eine Vorstellung davon hast, damit Du Dich besser auf das Geschehen einstellen und Dich leichter damit identifizieren kannst. Außerdem wird Dir Dein Wissen helfen, eventuelle Ängste vor dem Unbekannten leichter abzubauen und Dir beistehen, wenn es gilt, gezielt mit Deinem Körper zu arbeiten. Wissen schafft Sicherheit und schützt vor falschen Vorstellungen. Wenn Du vorhast, in ein fremdes Land zu fahren, wirst Du Dich bestimmt auch erst einmal anhand einer Landkarte orientieren, wo die Reise hingeht, damit Du den richtigen Weg einschlägst. Das Studium der Landkarte Deines Körpers und seiner Vorgänge wird Dir neue Welten eröffnen, die Dich bereichern und Dir vielleicht sogar eine andere Einstellung zu Dir selbst und zu dem Geheimnis, das wir Leben nennen, vermitteln.

Es gibt eine ganze Reihe ausgezeichneter Bücher, die Dir helfen, Deine Kenntnisse zu vertiefen; im Literaturnachweis habe ich einige davon aufgeführt.

55

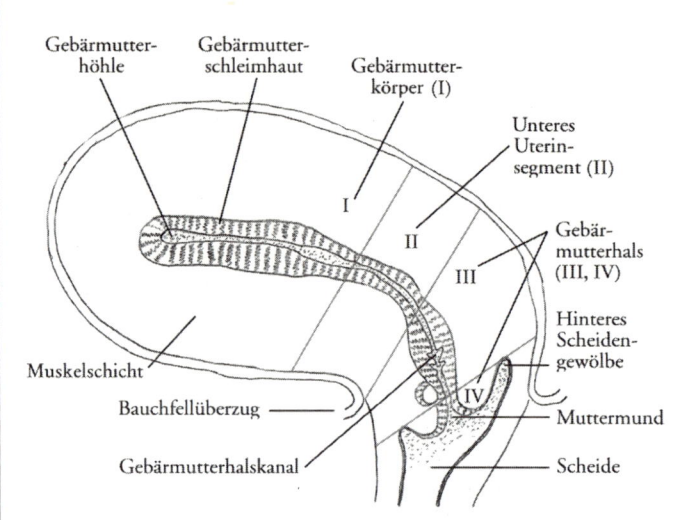

Hier siehst Du die Gebärmutter im Normalzustand aus der Seitenansicht. Der Gebärmutterkörper ist jener Teil, der im schwangeren Zustand die größte Ansammlung an Muskelgewebe enthält und der sich bei der Geburt am stärksten zusammenzieht.

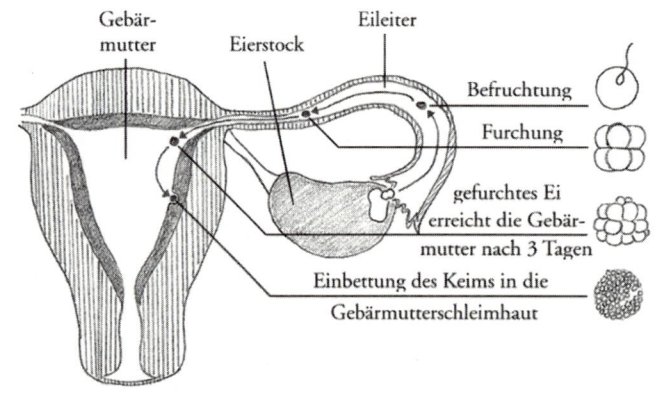

Die Gebärmutter von vorn. Die Abbildung zeigt den Weg des befruchteten Eis, das sich am 6. Tag nach seiner Befruchtung im Eileiter in der Gebärmutterwand einnistet.

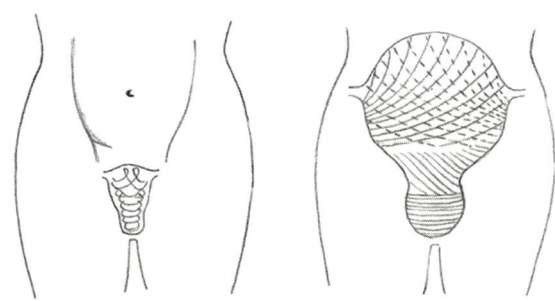

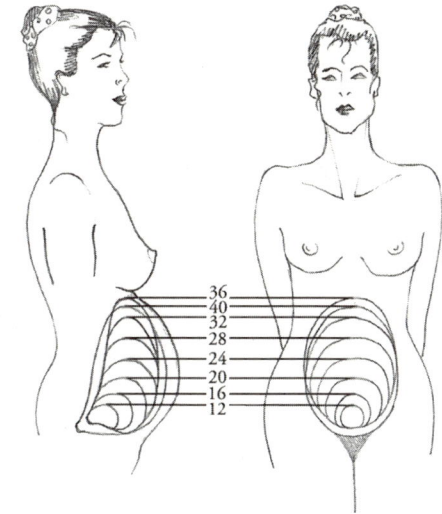

Diese graphische Darstellung der Gebärmutter von vorn zeigt, wie die Gebärmuttermuskulatur angeordnet ist. Hauptsächlich ihr oberer Teil ist es, der seine maximale Kraft während der Geburt entfaltet, um den Muttermund zu öffnen, ihn hochzuziehen und das Baby mit kräftigem Druck nach unten zu pressen.

Die beiden Abbildungen zeigen das Wachstum der Gebärmutter bis zur Geburt. Bis zur 12. Woche ist meistens noch keine Vergrößerung sichtbar, aber der Rock- oder Hosenbund fühlt sich vielleicht schon etwas enger an. Danach ist das Wachstum stetig; in der 36. Schwangerschaftswoche reicht der Fundus, das heißt, der obere Rand der Gebärmutter, bis unter das Brustbein. Nach der 36. Woche senkt sich das Baby meist mit dem Kopf voraus ins Becken und ist somit bereit für die Geburt.

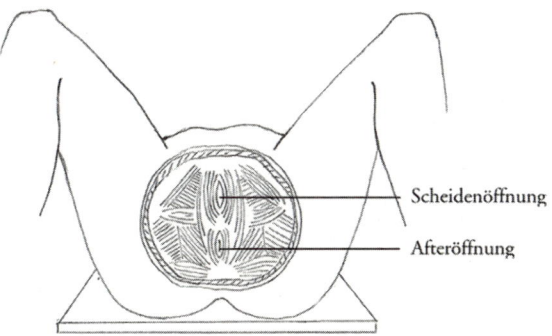

Scheidenöffnung

Afteröffnung

Hier siehst Du von unten, wie die Beckenbodenmuskulatur angeordnet ist. Da das Baby bei der Geburt durch sie hindurchtreten muß, soll sie so entspannt wie möglich sein. Auf diese Muskulatur kommen wir im praktischen Teil noch ausführlicher zu sprechen.

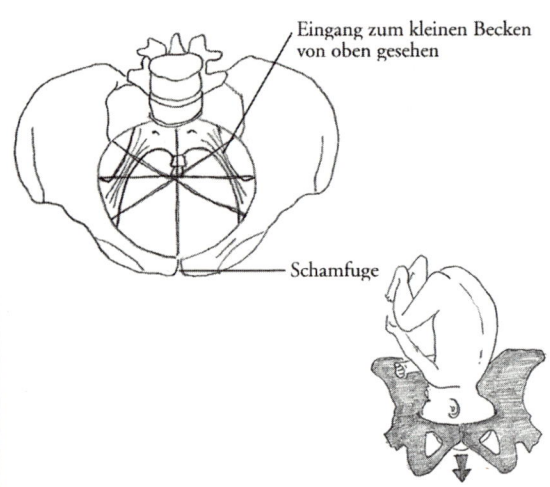

Eingang zum kleinen Becken
von oben gesehen

Schamfuge

Das Baby muß einen harten, knöchernen Teil, das Becken, passieren, das an seiner engsten Stelle zirka 11 cm mißt. Weil es so eng ist, haben sich einerseits die Beckengelenke aufgelockert, andererseits können die noch weichen Knochen des Köpfchens an ihren Schädelnähten nachgeben.

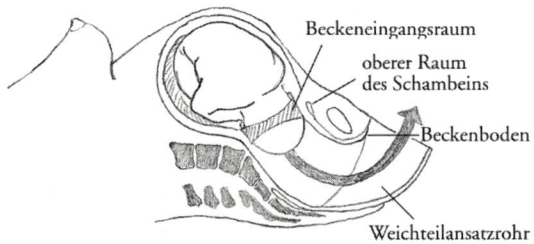

Beckeneingangsraum

oberer Raum
des Schambeins

Beckenboden

Weichteilansatzrohr

Danach schlüpft es durch den weichen, dehnbaren Teil, den Beckenboden und die Scheide, bevor es geboren werden kann.

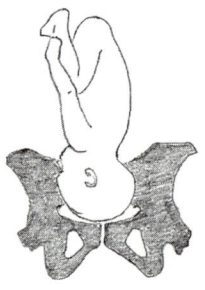

Bei 99 Prozent aller Geburten liegt das Baby in Längslage,

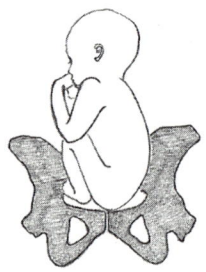

davon sind nur 3 Prozent Steißlagen,

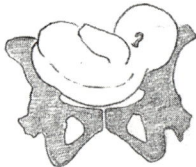

nur 1 Prozent sind Querlagen.

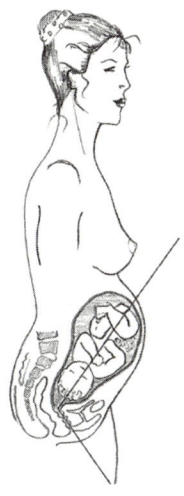

So liegt das Baby in der Gebärmutter zu Beginn der Geburt. Der Gebärmutterhals ist erst leicht geöffnet. Achte auf den fast rechten Winkel zwischen Gebärmutter und Scheide. Diesen muß das Baby überwinden, bevor es geboren werden kann.

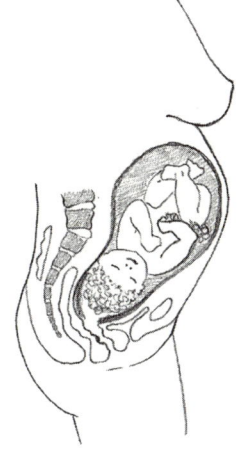

Die Eröffnungsphase ist fast abgeschlossen, der Muttermund bis auf einen kleinen Saum eröffnet.

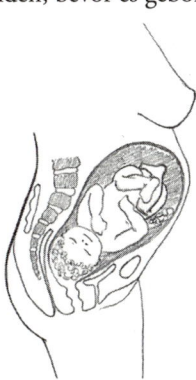

Während der Eröffnungsphase verkürzt sich der Gebärmutterhals durch die Kontraktionen der Gebärmutter und ist »verstrichen«, das heißt verschwunden. Der Muttermund beginnt sich nun zu öffnen.

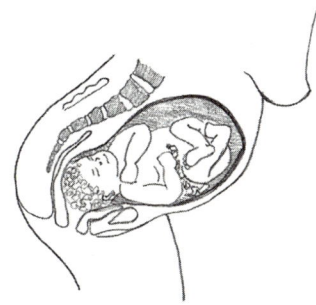

Nun tritt die Übergangsphase zwischen der Eröffnungs- und Austreibungsphase ein. Sie dauert so lange, bis der Muttermund vollständig geweitet ist und die Gebärmutter mit kräftigen Kontraktionen das Baby in den Geburtskanal schiebt.

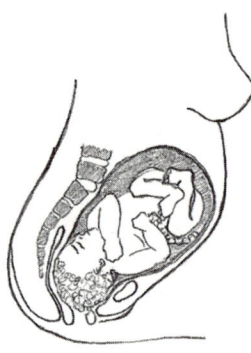

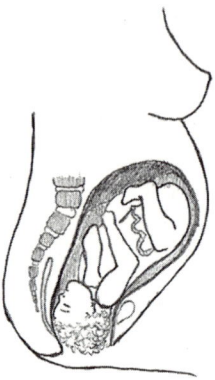

Das Baby beginnt sich zu drehen, sobald sich der Kopf auf dem Beckenboden befindet.

Das Baby dreht sich nochmals, wenn der Kopf hinter dem Schambein durchschlüpft. Jetzt wird meist das Köpfchen von außen sichtbar.

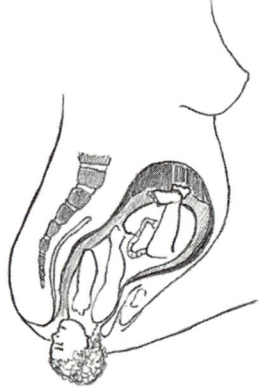

Nach weiteren Wehen wird das Köpfchen mit dem Gesicht nach unten geboren.

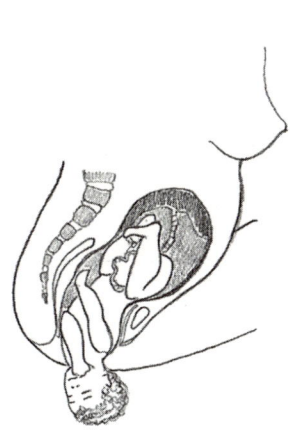

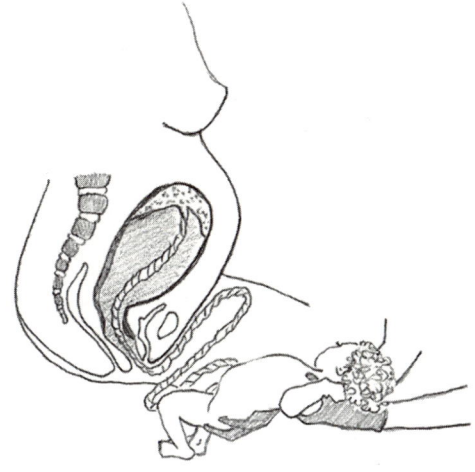

Das Baby dreht sich nochmals, und nacheinander werden nun die Schultern geboren.

Kurz darauf folgt der Rest des Körpers, das Baby ist geboren.

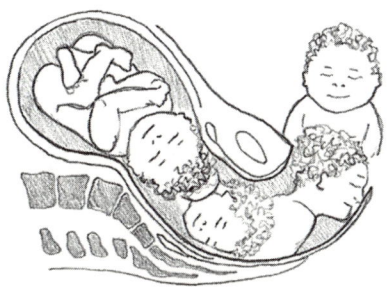

Die Drehung des Köpfchens während der sogenannten Austreibungsphase ist hier sehr gut dargestellt.

ZIELE

> **Bewegung,** nicht Starre
>
> **Aktiv,** nicht passiv
>
> **Mit der Natur** arbeiten, nicht gegen sie
>
> **Selbst steuern,** nicht ausgeliefert sein
>
> **Selbstvertrauen,** nicht Angst
>
> **Sich öffnen,** nicht sich verschließen
>
> **Loslassen,** nicht festhalten

Diese sieben Ziele verkörpern das Leitmotiv, das der Anwendung der Zilgrei-Methode während Schwangerschaft und Geburt zugrunde liegt. Bitte rufe sie Dir immer wieder ins Gedächtnis, kopiere sie, und hänge sie Dir an den Spiegel oder an einen Ort, den Du mehrere Male am Tag siehst. Sie sollen Dich begleiten, zumindest so lange, bis Dein Kind geboren ist, und wenn Du willst, auch danach.

Wie wir diese Ziele mit Zilgrei verwirklichen wollen, erläutere ich Dir im zweiten Teil des Buches. Aber schauen wir sie uns zuerst einmal etwas näher an, damit wir beide das gleiche darunter verstehen.

Bewegung, nicht Starre Wohl kein Vorgang in der Natur ist so dynamisch wie die Geburt, und kein Wort könnte diesen Vorgang besser beschreiben als das Wort »Dynamik«. Es kommt aus dem Griechischen und bedeutet Triebkraft, Kraftentfaltung, Schwung, Lebendigkeit, lebendige, lebhafte, rhythmische Bewegung.

Meines Erachtens kann Geburt nur mit Bewegung einhergehen, denn sie ist Bewegung, sie ist entfesselte Lebenskraft. Während der Geburt möglichst still und bewegungslos dazuliegen, widerspricht den Naturgesetzen, die die Geburt steuern.

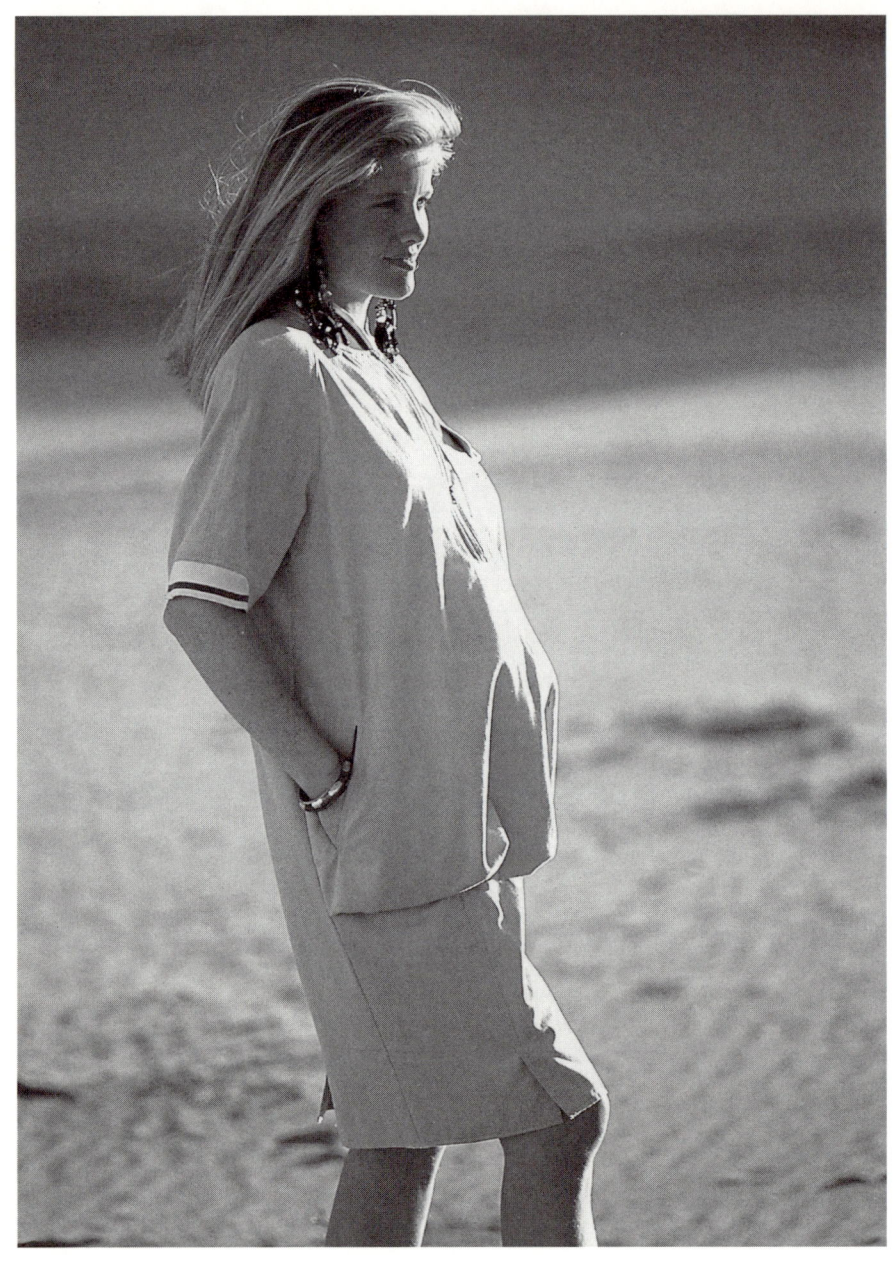

*WELCHER DER
RICHTIGE WEG FÜR
DICH IST, KANNST
NUR DU BESTIMMEN.*

Aktiv, nicht passiv Die Worte »aktiv« und »passiv« kommen aus dem Lateinischen; »passiv« steht für duldend, untätig, teilnahmslos, träge, während »aktiv« tätig, wirksam, unternehmend, handelnd bedeutet. Das aktive, kreative Tun ist der Bestandteil des Menschseins, der uns über alle anderen Lebewesen erhebt, der uns die größten Momente der Freude schenken kann. Das Gefühl »das habe ich vollbracht« oder »das habe ich trotz Hindernissen geschafft« ist eine der beglückendsten Erfahrungen im Leben eines Menschen. Um so mehr, wenn es um die Geburt eines Kindes geht. Nichts sollte der werdenden Mutter in den Weg gelegt werden, was ihre Fähigkeit zum aktiven Gebären verhindert oder ihre Tatkraft unterbindet.

Mit der Natur arbeiten, nicht gegen sie Alles, was wir zum Überleben brauchen, finden wir in der Natur. Sie hat uns Werkzeuge in die Hand gegeben, mit denen wir zu unserem Wohl arbeiten können. Solche Werkzeuge sind zum Beispiel Atmung kombiniert mit gezielter Bewegung oder Körperstellung, oder die Wirkung der Schwerkraft auf den Körper. Wenn wir das Wesen und die Wirkungsweise dieser natürlichen Abläufe nicht erkennen, nicht berücksichtigen und nicht einsetzen, arbeiten wir nicht mit, sondern gegen die Natur.

Zilgrei ist eine vollkommen natürliche Methode, die viele verschiedene physiologische Prozesse und Abläufe nutzt und so einsetzt, daß sich der Körper bei Fehlfunktionen normalisiert bzw. die körpereigenen Steuerungs- und Immunkräfte in ihrer Arbeit unterstützt.

Selbst steuern, nicht ausgeliefert sein Leider herrschen noch in vielen Kreißsälen Gesetze, die sich nicht an den Bedürfnissen von Mutter und Kind, nicht an den elementarsten Naturgesetzen, sondern an den Anforderungen der Ärzte, der Hebammen und des Krankenhausbetriebes orientieren.

»Endlich können wir der Frau das Gefühl zurückgeben, sie selbst habe geboren, und nicht Arzt und Hebamme haben das Kind geholt.« Das ist unser Ziel, und das sollte eigentlich das Ziel der modernen Geburtshilfe sein.

Dazu muß die Frau allerdings die entsprechenden Voraussetzungen mitbringen, damit sie auch in der Lage ist, die Geburt weitgehend selbst zu steuern. Es wäre absurd, einer Frau, die gut mit ihrer Entbindungsmethodik vorankommt und deren Geburt komplikationslos verläuft, eine andere Führung aufzuzwingen.

Selbstvertrauen, nicht Angst Über dieses Thema haben wir bereits ausführlich gesprochen. Auch Selbstvertrauen ist eine Übungs- und natürlich auch eine Einstellungssache. Pflege Dein Selbstvertrauen durch positive Gedanken, durch Freude über Deinen Zustand, durch konsequente Körperarbeit und durch das Wissen um das, was auf Dich zukommt. Lasse nicht zu, daß irgend jemand oder irgend etwas Dein Selbstvertrauen untergräbt.

Sich öffnen, nicht sich verschließen Wenn Du von Natur aus ein sogenannter »offener Typ« bist, das heißt, Dich leicht mitteilen und auf Deine Mitmenschen problemlos zugehen kannst, dann wirst Du auch bei der Geburt keine allzugroßen Probleme haben, Dich zu öffnen. Und ich meine, Dich physisch zu öffnen. Bist Du eher »verschlossen«, dann ist dies die beste Möglichkeit zu lernen, Dich zu öffnen. Immer wieder hörte ich über Hebammen von Frauen, die bei der Geburt große Mühe haben, im entscheidenden Moment die Beine und die Scheide zu öffnen. Unsere Erziehung ist meist für falsche Scham verantwortlich.

Übe während der Schwangerschaft das »Dich-Öffnen«; die Selbstbehandlung SPIESSENTE wird Dir dabei behilflich sein. Vielleicht hilft es Dir, wenn Du Dir öfter vergegenwärtigst, daß durch Dein Geschlechtsteil das stattfindet, was der höchste Ausdruck göttlicher Natur ist: die Geburt eines Menschen. Kein anderer Deiner Körperteile genießt dieses Privileg, warum solltest Du Dich seiner also schämen? Wenn es Dir gelingt, Dich mit größerer Leichtigkeit physisch zu öffnen, wird sich das auch psychisch bemerkbar machen. Bedenke immer: Körper, Geist und Seele sind eine Einheit.

Loslassen, nicht festhalten Damit Dein Kind auf die Welt kommen kann, mußt Du bereit sein, es loszulassen. Dazu gehört auch die Bereitschaft zum Geschehenlassen des Geburtsablaufs und zum Zulassen der Wehen, zum vertrauensvollen Sich-Hingeben an das Ereignis. Wenn Du innerlich dagegen ankämpfst, wirst Du kaum eine kurze, schmerzarme Geburt erleben. Angst vor Schmerz ist eine der Hauptursachen, warum Frauen sich gegen das Loslassen sperren. Aber es gibt auch noch die unbewußte Angst, die Kontrolle über sich selbst zu verlieren. Die Frau ist sich meist nicht bewußt, daß dann die Angst ihr Handeln bestimmt und nicht mehr sie selbst.

Durch Körperwahrnehmungs- und Entspannungsübungen im Geburtsvorbereitungskurs, durch konsequente Anwendung der Zilgrei-Selbstbehandlungen erwirbst Du Sicherheit und dadurch die Fähigkeit, im entscheidenden Moment loszulassen.

Nun, da wir unsere Zielsetzung kennen, können wir beginnen, die Theorie in die Praxis umzusetzen.

TEIL II

Die praktische Anwendung
der Zilgrei-Methode

Bewegung ist Leben, und Leben ist Bewegung.
Je weniger Bewegung, desto weniger Leben.
Hört Bewegung auf, endet das Leben.
Leben und Bewegung sind ein und dasselbe.

Adriana Zillo · Hans Greissing

ZILGREI WÄHREND DER SCHWANGERSCHAFT

In einem guten Geburtsvorbereitungskurs wirst Du hinreichend über Ernährung, Hygiene, Bewegung, Geschlechtsverkehr usw. während der Schwangerschaft aufgeklärt. Diese Informationen sind gute Anhaltspunkte, wenn sie auch nicht Allgemeingültigkeit haben, da jeder Mensch ja anders ist und bekanntlich auch anders reagiert. So ist meiner Ansicht nach wichtig, daß jede Frau für die eigenen Bedürfnisse sensibilisiert wird und möglichst für sich selbst herausfindet, was für sie am zuträglichsten ist.

Das Geheimnis steckt anscheinend im Maß, oder wie der Arzt und Naturforscher Paracelsus schon im Mittelalter so treffend sagte: »Alles ist Gift und nichts – die Dosis macht's!« Das richtige Maß, die für uns korrekte Dosis zu erkennen, ist eine aufregende Sache. Dieses Bemühen macht einen Großteil des Energieaufwands, der Anstrengungen, der Zweifel und Konflikte in unserem Leben aus, und zwar im privaten wie im öffentlichen Bereich. Mangel an Maß führt letztendlich zu Unglücklichsein im zwischenmenschlichen, zu Krankheit im physischen und psychischen Bereich; Mangel an Maß droht unsere Umwelt zu zerstören.

Dabei geht es nicht nur um das Zuviel, sondern auch um das Zuwenig. Kurz, es geht um Gleichgewicht und um Unausgeglichenheit. Und über den Zustand der körperlichen Unausgeglichenheit möchte ich mit Dir sprechen, denn darüber wird Dir kaum jemand in einem Geburtsvorbereitungskurs etwas erzählen. Um so wichtiger ist es, daß wir uns hier mit diesem Thema befassen; denn es betrifft nicht nur Dein Wohlbefinden während der Schwangerschaft, sondern es berührt auch den Verlauf Deiner Geburt.

Wußtest Du, daß 95 Prozent aller Menschen, die Rechtshänder sind und die irgendwann im Leben einmal an Beschwerden im Bewegungsapparat gelitten haben (Rücken-, Kreuz-, Becken-, Nacken- und Schulterschmerzen), ein scheinbar kürzeres rechtes Bein haben? Die Männer und Frauen, die in den letzten zehn Jahren in der Zilgrei-Methode ausgebildet wurden, werden das bestätigen können, denn nicht nur sie selbst sind davon betroffen, sondern auch die Menschen, die sie in Zilgrei zum Zweck der Selbsthilfe unterweisen.

So außergewöhnlich das klingt, so alltäglich ist die Ursache dafür. Stelle Dir vor, Du trainierst jeden Tag nur Deine rechten Oberarmmuskeln mit Hanteln und Gewichten. Schon bald wirst Du feststellen, daß die Muskeln auf der rechten Seite dicker, größer und kräftiger sind, während die des linken Arms sich nicht entwickelt haben. Du hast also bewußt einen Zustand der Unausgeglichenheit herbeigeführt. Das gleiche geschieht nun tagtäglich in Deinem Leben durch Deine Rechtshändigkeit. Überlege einmal, wie viele Handgriffe Du mit rechts und wie viele Du mit links machst, und Du wirst schnell erkennen, daß Du Deinen Körper einseitig oder monolateral belastest. Das bleibt nicht ohne Konsequenzen, und in der Tat haben die meisten rechtshändigen Menschen einen unterschiedlich ausgeprägten Muskeltonus zu beiden Seiten der Wirbelsäule. Bei Linkshändern fällt das nicht so stark ins Gewicht; denn da sie in einer für

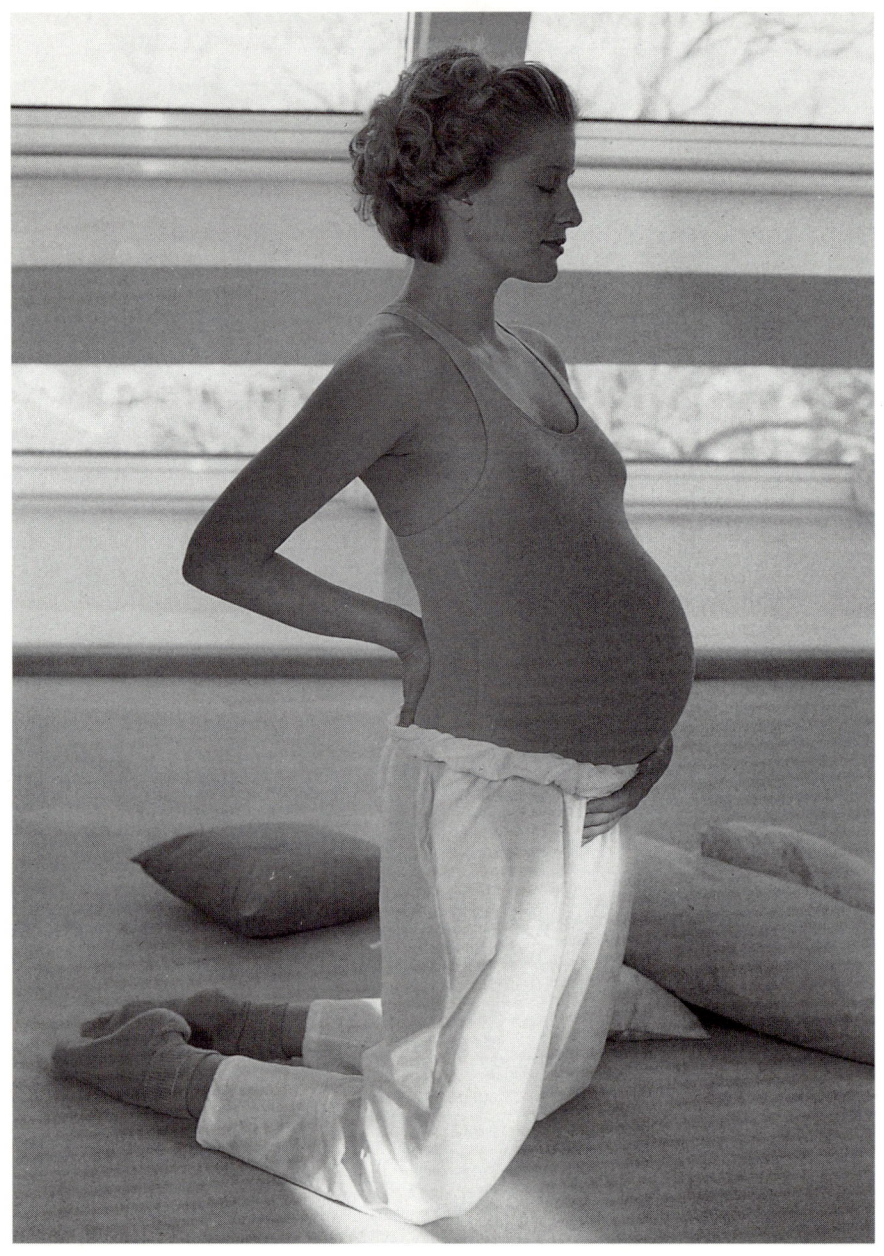

*VERWANDLE DEN
ZUSTAND DEINER
KÖRPERLICHEN UNAUS-
GEGLICHENHEIT IN
EINEN ZUSTAND DES
GLEICHGEWICHTS.*

Rechtshänder konzipierten Welt leben, sind sie häufig gezwungen, auch ihre rechte Hand zu benutzen, sie sind praktisch beidhändig.

Die Konsequenzen dieses Ungleichgewichts können verschiedener Art sein: Manche bekommen über kurz oder lang Schmerzen und Verspannungen der Muskulatur, andere Ischias oder Kreuzschmerzen, Nackenschmerzen oder einen steifen Hals, wieder andere bekommen Migräne, Kopfschmerzen, Schwindelgefühl oder sogar Bandscheibenschäden oder Wirbelverlagerungen – aber praktisch alle bekommen das, was wir ein »scheinbar kürzeres Bein« nennen. Es ist ein Anzeichen dafür, daß sich die Unausgeglichenheit im muskulären Bereich auf die Knochenstrukturen, genauer, auf jene des Beckens, übertragen hat. Die Beckenknochen stehen nicht mehr in ihrer anatomisch korrekten Ausrichtung zueinander, eine Beckenhälfte ist nach hinten gekippt, die andere nach vorn. Und da die Beine mit dem Becken verbunden sind, erscheint in Bauchlage das eine Bein kürzer, das andere länger.

Ich will Dich hier nicht mit allzu vielen anatomischen und physiologischen Zusammenhängen in bezug auf dieses Phänomen belasten. Wenn Du mehr darüber wissen möchtest, kannst Du es im Buch »Neue Hoffnung: Zilgrei« von Adriana Zillo und Hans Greissing (Mosaik Verlag) nachlesen.

Aber Du sollst verstehen, daß Du durch die Rechtshändigkeit in einem Zustand der körperlichen Unausgeglichenheit bist. Gerade in der Schwangerschaft werden Wirbelsäule und Becken aufgrund des zunehmenden Körpergewichts stärker belastet. Es ist daher wichtig, den Körper so weit wie möglich ins Lot zu bringen, besonders auch deshalb, um das Geburtsgeschehen durch ein ausgeglichenes Becken zu unterstützen.

Das Ziel von Zilgrei in der Schwangerschaft ist es, den Zustand der körperlichen Unausgeglichenheit in einen Zustand des Gleichgewichts zu verwandeln, damit die Schwangerschaft schmerzlos und die Geburt komplikationslos verlaufen können.

Ich empfehle Dir, mit den beschriebenen Selbstbehandlungen so früh wie möglich zu beginnen. Bedenke, daß sich der Zustand der muskulären Unausgeglichenheit über Dein ganzes bisheriges Leben aufgebaut hat. Nimm Dir also die nötige Zeit, ihn wieder abzubauen. Bei diesen Selbstbehandlungen handelt es sich nur um die Grundübungen. Wenn Du weitere kennenlernen möchtest, empfehle ich Dir die im Verzeichnis aufgeführten Zilgrei-Bücher.

Grundregeln

Bevor Du beginnst, die Selbstbehandlungen anzuwenden, gebe ich Dir noch einige »Gebrauchsanweisungen« mit auf den Weg. Sie sind sehr wichtig, denn von ihrer korrekten Anwendung hängt die Wirkung der Selbstbehandlungen in entscheidendem Maß ab.

Der Zilgrei-Test

Der Körper gibt Auskunft darüber, wo Unausgeglichenheiten vorliegen. Wenn ich zum Beispiel meinen Kopf zur rechten Schulter weniger weit drehen kann als zur linken, ist das ein schlüssiges Anzeichen dafür, daß die Muskulatur zu beiden Seiten der Halswirbelsäule nicht im gleichen Zustand ist. Dasselbe gilt, wenn ich den Rumpf nach vorn beuge und dabei keinerlei Beschwerden verspüre, wenn ich ihn aber nach hinten strecke, Schmerzen auftreten. Der Zilgrei-Test besteht also darin, daß man den zu behandelnden Körperteil zuerst in die eine und dann in die entgegengesetzte Richtung bewegt, um die unterschiedliche Empfindung oder die unterschiedliche Bewegungsspanne festzustellen. Wie wir wissen, sind aufgrund der einseitigen Körperbelastung unterschiedliche muskuläre Spannungsverhältnisse vorhanden, so daß es eigentlich kaum möglich ist, daß keinerlei Differenzen bei den Bewegungen vorliegen.

Zweck des Zilgrei-Tests ist es also, Unterschiede in der Empfindung oder in der Bewegungsspanne beim Bewegen eines Körperteils in entgegengesetzter Richtung festzustellen.

Die Bewegungen beim Test werden nicht irgendwie ausgeführt, sondern auf den **drei Basisbewegungsebenen des Körpers**. Das ist wesentlich einfacher, als es klingt.

Wenn Du den Kopf oder Rumpf erst zur einen und dann zur anderen Seite drehst, hast Du Dich auf der HORIZONTALEBENE bewegt.

Wenn Du den Kopf oder den Rumpf erst nach vorn beugst und dann nach hinten streckst, hast Du Dich auf der SAGITTALEBENE bewegt.

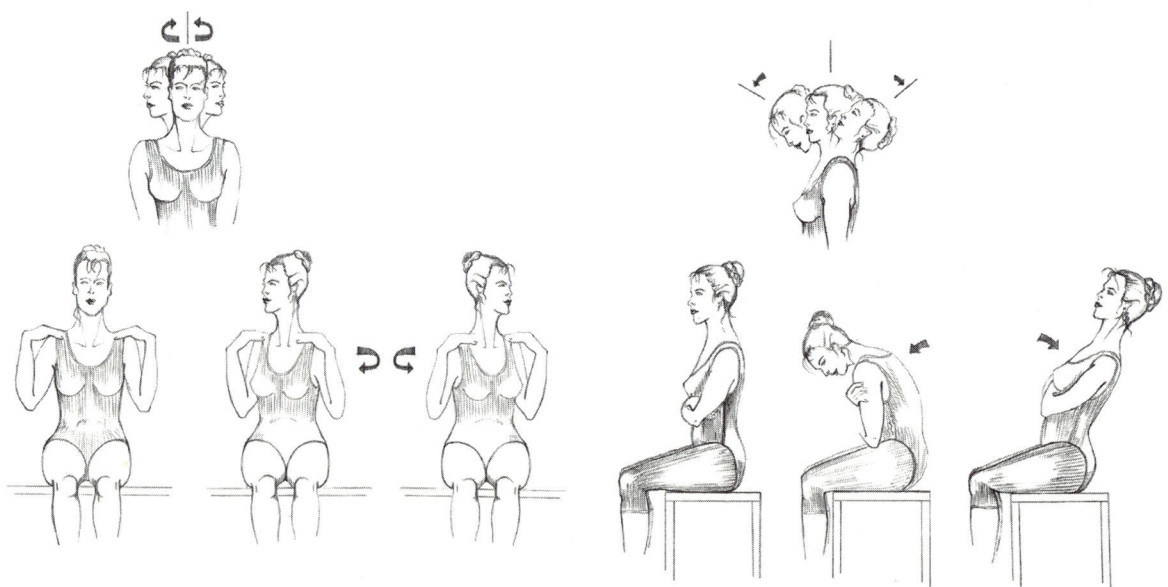

Wenn Du den Kopf oder den Rumpf erst zur einen und dann zur anderen Seite neigst, hast Du Dich auf der FRONTALEBENE bewegt.

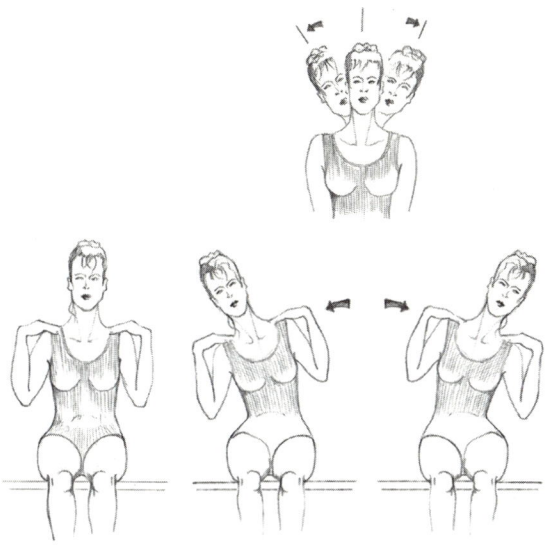

Am besten übst Du diese Bewegungen gleich einmal, damit Du das Gefühl dafür bekommst: Führe sie aber entsprechend langsam aus, und halte jeweils in der Mitte inne, damit Du auch spürst, was vorgeht und ob Du Unterschiede in den beiden Bewegungsrichtungen entdecken kannst. Je sauberer Du die Bewegungen ausführst, das heißt, je weniger Du von der entsprechenden Ebene abweichst, desto gezielter wird die Muskulatur eingesetzt; entsprechend klarer ist die Aussage beim Test und desto größer ist die positive Wirkung bei der Anwendung zur Selbstbehandlung. Ich möchte Dir die Tests auch deshalb besonders ans Herz legen, weil sie Dir eine hervorragende Gelegenheit zur Schulung Deines Selbstwahrnehmungs- und Körpergefühls bieten. Diese Fähigkeiten kommen Dir auch während der Geburt sehr gut zustatten. Wenn Du gezielt mit Deinem Körper arbeiten möchtest, mußt Du seine Signale erst einmal erkennen und dann deuten können. Die Tests sind genausogut mit anderen Körperteilen durchzuführen, zum Beispiel mit den Armen oder Beinen, Händen oder Füßen usw. Gehe dann genauso vor, wie ich das hier beschrieben habe.

Auf die Information, die der Zilgrei-Test liefert, muß mit einer entsprechenden Therapie geantwortet werden, damit dort, wo zu starke Spannung vorliegt, Entspannung eintritt, und umgekehrt. Die Selbstbehandlung erfolgt nach dem *Prinzip der Gegenbewegung* oder *Gegenposition*. Wie Du soeben erfahren hast, gibt der Körper Auskunft darüber, was er, angesichts seines Zustandes, gut und was er weniger gut ausführen kann. Wir forschen bei Zilgrei grundsätzlich nach der Bewegung, die man weniger gut ausführen kann oder die unangenehmer in der Empfindung ist. Die sogenannte Zilgrei-Stellung oder Zilgrei-Bewegungsrichtung zum Zweck der Therapie ist letzterer nämlich genau entgegengesetzt. Wir gehen davon aus, daß wir den Körper nicht noch mehr in der Bewegungsrichtung beanspruchen wollen, die laut Test ohnehin überbelastet ist.

Wir wollen die Verspannung und den Schmerz auflösen, nicht überwinden, und deshalb müssen wir dem Körper die Möglichkeit geben, das zu tun, was er kann, und nicht das, wogegen er sich durch Anzeichen des Schmerzes oder der Bewegungseinschränkung wehrt.

Der Test muß immer vor der Ausführung einer Zilgrei-Anwendung gemacht werden, damit Du weißt, welche Bewegung oder Stellung Du zum Zweck der Therapie einsetzen mußt. Gleichwohl werden die

entsprechenden Testbewegungen im Anschluß an eine Übungssitzung ausgeführt, damit Du Dich vergewissern kannst, ob die Anwendung eine Wirkung gebracht hat oder nicht.

Atmung und Zilgrei-Atmung

Bis jetzt habe ich Dich über einen der beiden Bestandteile der Zilgrei-Anwendungen informiert: über die Körperstellung und die Körperbewegung. Nun sprechen wir über den anderen Teil, ohne den die Selbstbehandlung nicht komplett ist und ohne den sie auch nicht funktioniert: die Atmung.

Über Atmung ist bereits vieles geschrieben worden. Eine der größten Kapazitäten auf diesem Gebiet, Dr. Johannes Ludwig Schmitt (in Freundes- und Fachkreisen »der Atem-Schmitt« genannt), hat diesem Thema sein Leben gewidmet und sein Lebenswerk in dem Buch »Atemheilkunst« dargelegt. Er beginnt die Einführung zu seinem Buch mit dem Satz »Atmung ist Selbstverständlichkeit«, und zitiert sogleich im nächsten Kapitel Goethe, der sagte: »Zwar ist es leicht, doch ist das Leichte schwer.«

An diesem Punkt möchte ich ansetzen, in dem Bestreben, das Leichte zumindest leicht erscheinen zu lassen. Gerade weil Atmung als Selbstverständlichkeit betrachtet wird, lernen wir, nicht mehr als ein paar Ausführungen im Biologieunterricht. Das ist schade, denn gerade die Schule wäre der geeignete Ort, um korrektes Atmen zu lernen. Das Atmen ist für uns die lebenswichtigste Funktion überhaupt: zirka drei Minuten ohne sie, und unser Leben ist beendet. Aber warum muß man Atmung erlernen, wenn sie eine naturgegebene Selbstverständlichkeit ist? Weil sie unter unseren vegetativ, das heißt unbewußt gesteuer-

ten Funktionen eine Sonderstellung einnimmt: Sie ist nämlich nur teils unbewußt, aber teils steuerbar bewußt. Zwar sorgt das Atemzentrum im Gehirn dafür, daß mechanische Abläufe in Gang gesetzt werden, wenn der Organismus Sauerstoffzufuhr benötigt, aber man nimmt diesen Sauerstoff auf sehr unterschiedliche Weise auf, je nachdem, in welchem körperlichen oder seelischen Zustand man sich befindet, oder welche Tätigkeit man gerade ausübt. Man kann zum Beispiel langsam, tief, fließend, oberflächlich, schnell, abrupt, kurz, lang, hektisch, ruhig, mit der Brust oder dem Bauch, physiologisch richtig oder falsch atmen.

Das Wort, das unseren Alltag wohl am stärksten prägt, ist »Streß«. Dieser Streß, der in den meisten Fällen hausgemacht ist, da wir ihn zulassen, beeinflußt unsere unbewußten, aber auch unsere bewußten Körperfunktionen. So kommt es bei vielen Menschen zu Sodbrennen und Verdauungsstörungen, Kopfschmerzen und Herzrhythmusstörungen, Nervosität, Müdigkeit und Abschlaffung, Kurzatmigkeit oder Atemnot, kurz, zu den sogenannten psychosomatischen Erscheinungen. Die Atmung spielt dabei eine erhebliche Rolle, denn durch Streßeinflüsse werden meist Atmungsweise und Atmungsrhythmus gestört. Diese Störungen äußern sich auf die verschiedensten Arten: Manche Menschen tendieren dazu, häufig zu seufzen, das heißt, zu viel Luft einzuatmen; andere wiederum atmen zu flach und nur mit der Brust; wieder andere haben das Gefühl, sie bekommen nicht genug Luft, und gähnen in einer Tour, was leicht zu einem Zustand der Hyperventilation führen kann.

Was ein schönes, harmonisches Zusammenspiel verschiedener atembedingter Abläufe im Körper sein sollte, gerät aus den Fugen; der Säure-Basen-Haushalt wird beeinträchtigt, der optimale Gasaustausch zwischen Sauerstoff und Kohlendioxid wird behindert, man wird müde und schlaff, weil zu wenig Sauerstoff die Zellen erreicht, der Stoffwechsel funktioniert nicht mehr gut, mit der Verdauung hapert's – um nur einige wenige negative Auswirkungen einer streßgeprägten, unphysiologischen Atmung zu nennen.

Nun werde ich Dir von der physiologisch korrekten Atmung erzählen, die wir ja anstreben und die Du erlernen mußt, wenn Du die Zilgrei-Methode anwenden möchtest.

Während des EINATMENS strömt Luft durch die Nase, der Bauch wölbt sich leicht nach vorn – dadurch können die Bauchorgane nach vorn ausweichen, um dem Zwerchfell, das sich zusammenzieht und nach unten drängt, Platz zu machen. Gleichzeitig ziehen sich die kleinen Muskeln zwischen den Rippen zusammen und heben den Brustkorb, damit für die Lungen mehr Raum zum Ausdehnen geschaffen wird.

Während des AUSATMENS geschieht genau das Gegenteil: die Zwischenrippenmuskeln entspannen sich, die Rippen senken sich, verkleinern den Brustraum; da der Bauch leicht eingezogen wird, drängt die Bauchmuskulatur die Bauchorgane nach innen, das Zwerchfell entspannt sich, so daß seine Kuppe wieder nach oben steigt, und verbrauchte Luft wird aus den Lungen ausgestoßen.

Eine gute Atmung, das heißt eine Atmung, die für den optimalen Gasaustausch sorgt, erreicht man nur, wenn diese Abläufe harmonisch vonstatten gehen. Ganz einfach ausgedrückt:

EINATMEN – Bauch raus – Brustkorb hebt sich – Zwerchfell senkt sich.
AUSATMEN – Bauch rein – Brustkorb senkt sich – Zwerchfell hebt sich.

Die folgende schematische Darstellung zeigt die soeben beschriebenen Bewegungen unseres wichtigsten Atmungsmuskels, des Zwerchfells. Es gleicht einer Kuppel und trennt den Brust- und Bauchraum voneinander.

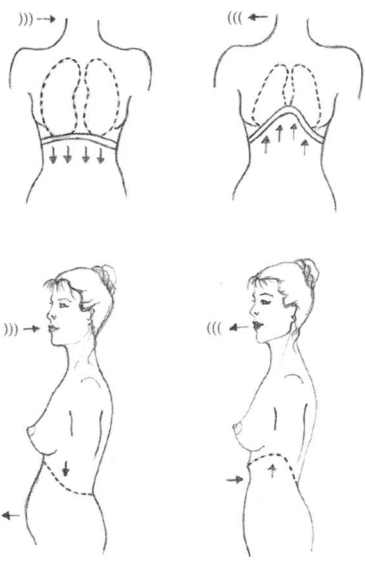

Das alte System: Brust raus – Bauch rein beim Einatmen ist gänzlich unphysiologisch. Wenn beim Einatmen der Bauch eingezogen wird, drängen die Bauchmuskeln, die stärker sind als das Zwerchfell, den Bauchinhalt nach oben und verhindern die optimale Ausdehnung des Zwerchfells nach unten. Dadurch wird das Brustraumvolumen, das ja bei der Einatmung so groß wie möglich sein soll, verringert.

Zu den soeben beschriebenen Abläufen gesellen sich noch weitere sogenannte atmungsbedingte Vorgänge und Bewegungen, die für die Zilgrei-Selbstbehandlungen von großer Bedeutung sind. Sie erklären, warum wir die Atemphasen auf die für Zilgrei so spezifische Art und Weise mit den Bewegungen verknüpfen. Bei jedem Atemzug macht die Wirbelsäule, die ja aus einer Reihe von beweglichen Wirbeln zusammengesetzt ist, eine ziehharmonikaähnliche Bewegung. Sie verändert dabei leicht ihre natürlichen Krümmungen, gleichzeitig kippen Kopf und Becken in die entgegengesetzte Richtung: Die Krümmungen nehmen also bei der Einatmung leicht zu und flachen bei der Ausatmung leicht ab. Das kannst Du in den folgenden, wegen der Anschaulichkeit stark übertriebenen Zeichnungen gut erkennen.

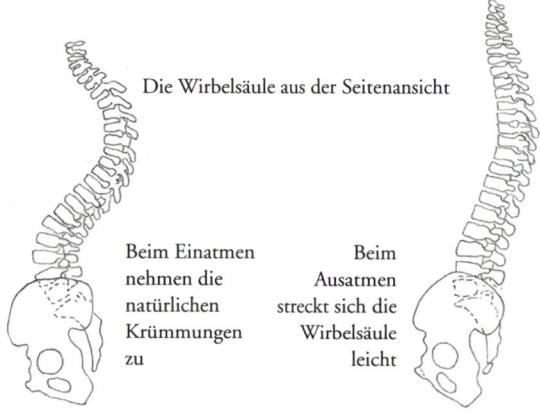

Die Wirbelsäule aus der Seitenansicht

Beim Einatmen nehmen die natürlichen Krümmungen zu

Beim Ausatmen streckt sich die Wirbelsäule leicht

Wenn wir davon ausgehen, daß wir im Durchschnitt 18 Atemzüge bei 72 Pulsschlägen in der Minute haben, ergibt dies in 24 Stunden 25920 Atemzüge! Im gleichen Ausmaß hebt und senkt sich der Brustkorb, zieht sich das Zwerchfell zusammen und erschlafft, nehmen die physiologisch normalen Krümmungen der Wirbelsäule zu und ab.
Die Berücksichtigung dieses Ablaufs hat die Entwicklung der Zilgrei-Methode maßgeblich geprägt, sie ist in der Tat einer ihrer Grundpfeiler. Die Art, wie wir die Atmung mit Körperbewegung und -stellung koordinieren, und die erstaunliche Wirkung, die wir

dadurch erzielen, ist der beste Beweis für die Richtigkeit der der Methode zugrundeliegenden Überlegungen.
Die soeben beschriebenen atembedingten Bewegungen sind in ihrem Ausmaß sehr klein. Ausschlaggebend ist aber, daß sie stattfinden – nicht nur, weil sie für die Beweglichkeit der Wirbelsäule und der mit ihr verbundenen Gelenke sorgen, sondern auch, weil man diesen Vorgang bewußt und gezielt steigern kann, um eine Heilwirkung zu erzielen. Das ist das, was wir mit der sogenannten dynamogenen Zilgrei-Atmung erreichen.
Die Zilgrei-Atmung unterscheidet sich von der hier beschriebenen Bauchatmung durch das bewußte Hinzufügen einer Atempause von 5 Sekunden nach jeder Ein- und Ausatmung. Das hört sich komplizierter an, als es ist, und ich bin sicher, mit ein bißchen Übung wirst Du es bald gelernt haben. Es ist sehr wichtig, daß Du diese Atmung mit Leichtigkeit zu beherrschen lernst; denn sie ist es, die Dir dabei helfen wird, den Wehenschmerz unter Kontrolle zu halten.
Die 5-Sekunden-Atempausen verfolgen verschiedene Ziele: Zum einen beugen sie Schwindelgefühl vor, das sich leicht bei bewußtem tiefem Atmen einstellt; zum anderen wird bewußt der durch die jeweilige Atmungsphase eintretende Zustand im Körper verlängert, was sich nachweisbar sehr positiv auf die Sauerstoffversorgung im ganzen Körper auswirkt; zum dritten fördern sie die entspannende Wirkung der Selbstbehandlungen.

Der Rhythmus der dynamogenen Atmung läuft folgendermaßen ab:
1. Atme durch die Nase ein und bläge dabei leicht den Bauch auf. Achte darauf, daß Du nicht so viel

Luft wie möglich einatmest (dann verspannst Du Dich nur und kannst anschließend die Atempause nicht einhalten), sondern eine normale Menge Luft korrekt, das heißt in den Bauch atmend, aufnimmst.

2. Halte die Luft 5 Sekunden lang an; zähle im Kopf mit: 1 Sekunde, 2 Sekunden, 3 Sekunden, 4 Sekunden, 5 Sekunden.

Achte beim Anhalten der Luft darauf, daß Du den Kehlkopf nicht verschließt oder Dich verspannst. Verharre nach dem Einatmen einfach regungslos und möglichst entspannt, ohne weiterzuatmen.

3. Atme durch den offenen Mund fließend, auf keinen Fall herauspressend, aus und ziehe dabei leicht den Bauch ein.

4. Verharre entspannt mit entleerter Lunge und zähle wieder im Kopf die 5-Sekunden-Atempause.

Diesen Ablauf nennen wir den »kompletten Zilgrei-Atmungszyklus«. Du wirst diese Bezeichnung bei der Erklärung der Selbstbehandlungen und Übungen öfter antreffen, deshalb präge Dir den Ablauf ein, damit Du weißt, was damit gemeint ist.

Wenn es Dir nicht gleich gelingt, die Pausen über 5 Sekunden einzuhalten, beginne mit 2 oder 3 Sekunden und baue langsam bis auf 5 Sekunden auf.

Am einfachsten lernst Du die Zilgrei-Atmung im Liegen. Lege Dich am besten auf den Boden, weil Du dann ein ausgeprägteres Körperempfinden hast. Lege Deine Hand auf Deinen Bauch, und versuche während des Einatmens mit Deinem Bauch die Hand wegzudrücken. Atme aus und drücke nun mit der Hand leicht gegen den Bauch. Wiederhole das so oft, bis Du ein gutes Gefühl dabei hast und die Bewegungen ganz selbstverständlich werden. Beginne dann mit den Atempausen. Wenn Du damit Schwierigkeiten hast, mache erst eine Atempause: entweder nach

dem Einatmen oder nach dem Ausatmen, je nachdem, was Dir angenehmer ist. Wenn Du sie gut beherrschst, gehe zu beiden Atempausen über.

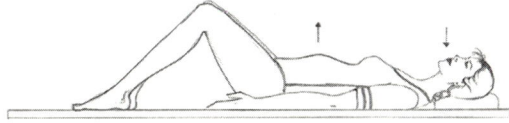

Einatmen – Bauch raus

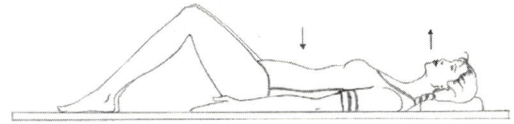

Ausatmen – Bauch rein

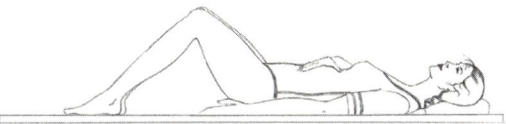

Lege Deine Hand auf den Bauch,
damit Du seine Bewegungen spürst

Wenn Du Dich sicher fühlst, gehe dazu über, sie im Sitzen:

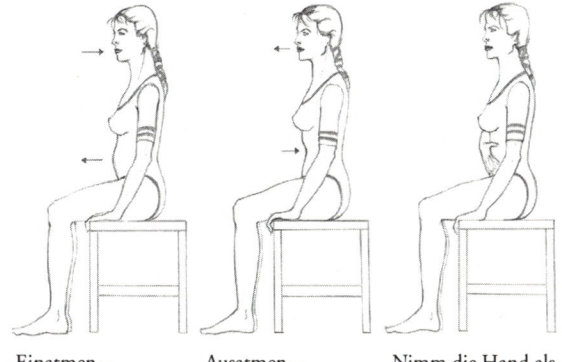

Einatmen –   Ausatmen –   Nimm die Hand als
Bauch raus   Bauch rein   Kontrolle zu Hilfe

77

im Stehen:

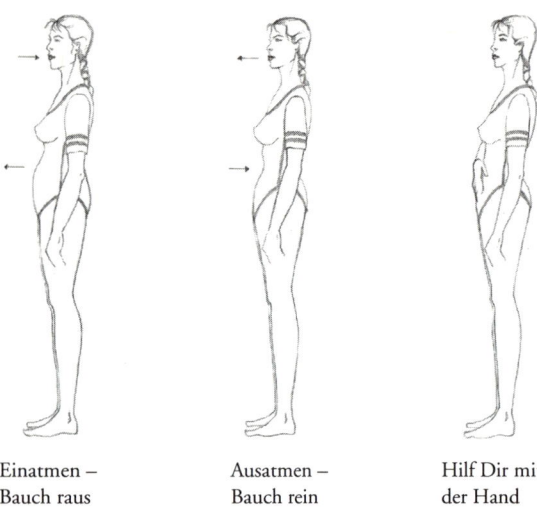

Einatmen –
Bauch raus

Ausatmen –
Bauch rein

Hilf Dir mit
der Hand

und im Vierfüßlerstand zu üben:

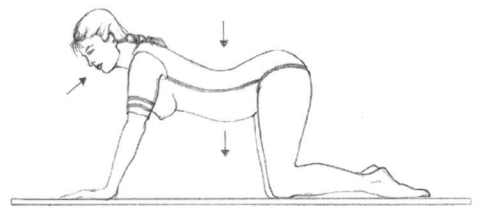

Einatmen – Bauch raus.
Gehe dabei leicht ins Hohlkreuz und hebe den Kopf nach oben

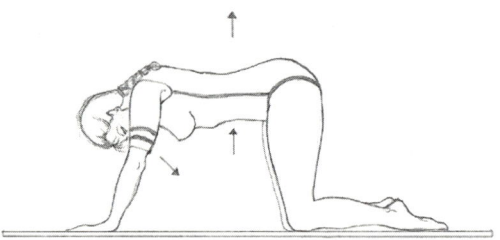

Ausatmen – Bauch rein.
Laß den Kopf locker fallen und mache einen leichten Katzenbuckel

Es ist wichtig, die Zilgrei-Atmung in allen Körperstellungen zu beherrschen; Du wirst sie beim Geburtsverlauf brauchen.

Bevor Du die Atmung im Sitzen und im Stehen übst, mache Dich mit den Anleitungen zum entspannten Sitzen und Stehen (Seite 81) vertraut.

Die Körperstellung beeinflußt in großem Maß den atembedingten Bewegungsablauf im Körper. Man kann Haltung und Atmung gar nicht voneinander trennen, denn korrekte Atmung ist nur bei korrekter Haltung möglich und umgekehrt.

Unterschätze vor allem die Bedeutung und Nützlichkeit der Atempausen nicht, die Dir im Geburtsverlauf den größten Beistand leisten werden. Sie helfen Dir, Deinen Rhythmus beizubehalten und Dich nicht zu verlieren; sie wirken stark schmerzlindernd und sorgen für die optimale Sauerstoffversorgung Deines Kindes; sie verhindern die Hyperventilation, die recht unangenehm sein kann.

Wenn Du Schwierigkeiten hast, die Bauchbewegungen mit dem Atemfluß korrekt zu koordinieren, lege Dir wie abgebildet ein Buch auf Deinen Bauch. Wenn Du korrekt einatmest, geht das Buch nach oben, wenn Du ausatmest, bewegt es sich nach unten.

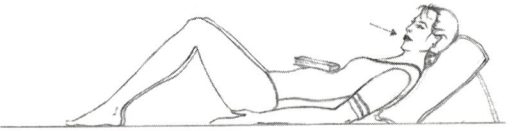

Einatmen – Bauch raus: Das Buch hebt sich

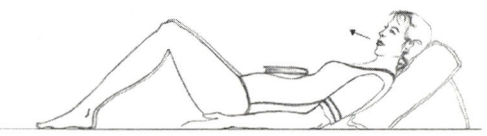

Ausatmen – Bauch rein: Das Buch senkt sich

Bei verschiedenen anderen Methoden wird die Art der Atmung der jeweiligen Geburtsphase angepaßt, das heißt, erst wird teilweise tief und lang geatmet, dann flach und kurz, wie zum Beispiel beim »Hecheln«. Bei Zilgrei bleibt die Atmung immer gleich, unabhängig von der Geburtsphase. In der Austreibungsphase kommt es schon vor, daß die Atempausen kürzer sind, weil sie dem Preßdrang angepaßt werden müssen.

Dann steht die Geburt des Kindes ohnehin schon kurz bevor, und die Frau konzentriert sich darauf, das Kind möglichst während und nach der Ausatmungsphase hinauszuschieben.

Eine Zilgrei-Selbstbehandlung zur Bekämpfung von Schmerzen im Bewegungsapparat erstreckt sich generell über fünf komplette Atmungszyklen; das dauert zirka eineinhalb Minuten. Interessanterweise entspricht das fast genau der Dauer einer guten Wehe gegen Ende der Eröffnungsphase und während der Übergangs- und Austreibungsphasen. Du wirst während der Geburt so viele Atmungszyklen ausführen, wie Du benötigst, um über die Wehe hinwegzukommen.

Hier noch ein paar Empfehlungen zur Atmung, die ich Dir mit auf den Weg geben möchte:

- Übertreibe nicht, weder die Menge an Luftaufnahme und -abgabe noch die Länge der Ein- und Ausatmung. Das führt zu Verspannungen, die ja gerade vermieden werden sollen.
- Führe bei den Selbstbehandlungen zur Bekämpfung von Schmerzen während der Schwangerschaft nicht mehr als 5 Atmungszyklen aus.
- Mache die Atempausen nicht länger als 5 Sekunden.
- Laß den Atem sanft fließen, und atme nicht schnell und abrupt.
- Achte darauf, daß Du während der 5 Atmungszyklen die korrekte Körperhaltung beibehältst und nicht zusammensackst.
- Atme möglichst synchron mit der Körperbewegung, passe also die Länge der Atemphase der Länge der Bewegung an.
- **Atme während der Wehen mit locker geöffnetem Mund auf Haaaaaa aus, das macht den Muttermund und den Beckenboden weich.**

ZILGREI-SELBSTBEHANDLUNGEN FÜR DIE SCHWANGERSCHAFT

Nun kannst Du bald mit der Ausübung der Zilgrei-Selbstbehandlungen beginnen. Es bedarf nur noch einiger allgemeiner Erklärungen, Hinweise und Vorübungen.

Die anschließenden Abbildungen zeigen immer drei Figuren:

1. Ausgangsstellung
2. Bewegung 1 – die Bewegung in die eine Richtung
3. Bewegung 2 – die Bewegung in die Gegenrichtung

Die Zilgrei-Stellung oder Zilgrei-Bewegungsrichtung, in der die Selbstbehandlung ausgeführt wird, ist immer entgegengesetzt zu jener, in der die Bewegung unangenehm oder eingeschränkt ist.

Achte stets darauf, daß alle Abbildungen spiegelbildlich dargestellt sind. So entspricht Deine rechte Körperseite der linken im Buch und Deine linke Körperseite der rechten im Buch.

In den Abbildungen findest Du immer wieder die Aufforderung zum aufrechten und entspannten Sitzen, Stehen oder Liegen. Damit Du weißt, was genau gemeint ist, möchte ich Dich bitten, die folgenden Beschreibungen nachzuvollziehen. Und zwar nicht nur einmal, sondern immer wieder, auch in Deinem täglichen Lebensablauf. Sei Dir des entspannten Sitzens bewußt, wenn Du sitzt, oder des entspannten Stehens, wenn Du auf den Bus oder im Supermarkt an der Kasse wartest.

Aufrecht und entspannt sitzen

1. Auf einer Fläche sitzen, die nicht einsinkt und die weder zu hoch noch zu niedrig ist; die Oberschenkel sollten parallel zum Boden sein.
2. Die Sitzfläche ist so groß, daß die Oberschenkel bis praktisch zur Kniekehle darauf rasten können.
3. Die Füße liegen flach auf dem Boden auf, deshalb Schuhe mit Absätzen ausziehen.
4. Die Wirbelsäule ist aufrecht, aber nicht steif und in einem Winkel von zirka 90 Grad zum Gesäß und zu den Oberschenkeln.
5. Alle Muskeln, insbesondere die des Rückens, des Gesäßes, der Oberschenkel, der Arme und Hände und des Gesichts, sind entspannt, der Mund ist leicht geöffnet, die Zunge klebt nicht am Gaumen.
6. Die Hände ruhen mit den Handflächen nach unten auf den Oberschenkeln.

Aufrecht und entspannt stehen

1. Die Füße stehen flach und hüftbreit auf dem Boden (Schuhe ausziehen).
2. Die Knie sind nicht nach hinten durchgedrückt, sondern locker, das heißt ganz leicht gebeugt.
3. Der Rücken ist gerade, aber nicht steif, und das Kreuz nicht durchgedrückt.
4. Die Schultern sind gerade, also weder nach vorn gerollt noch nach hinten gestreckt.

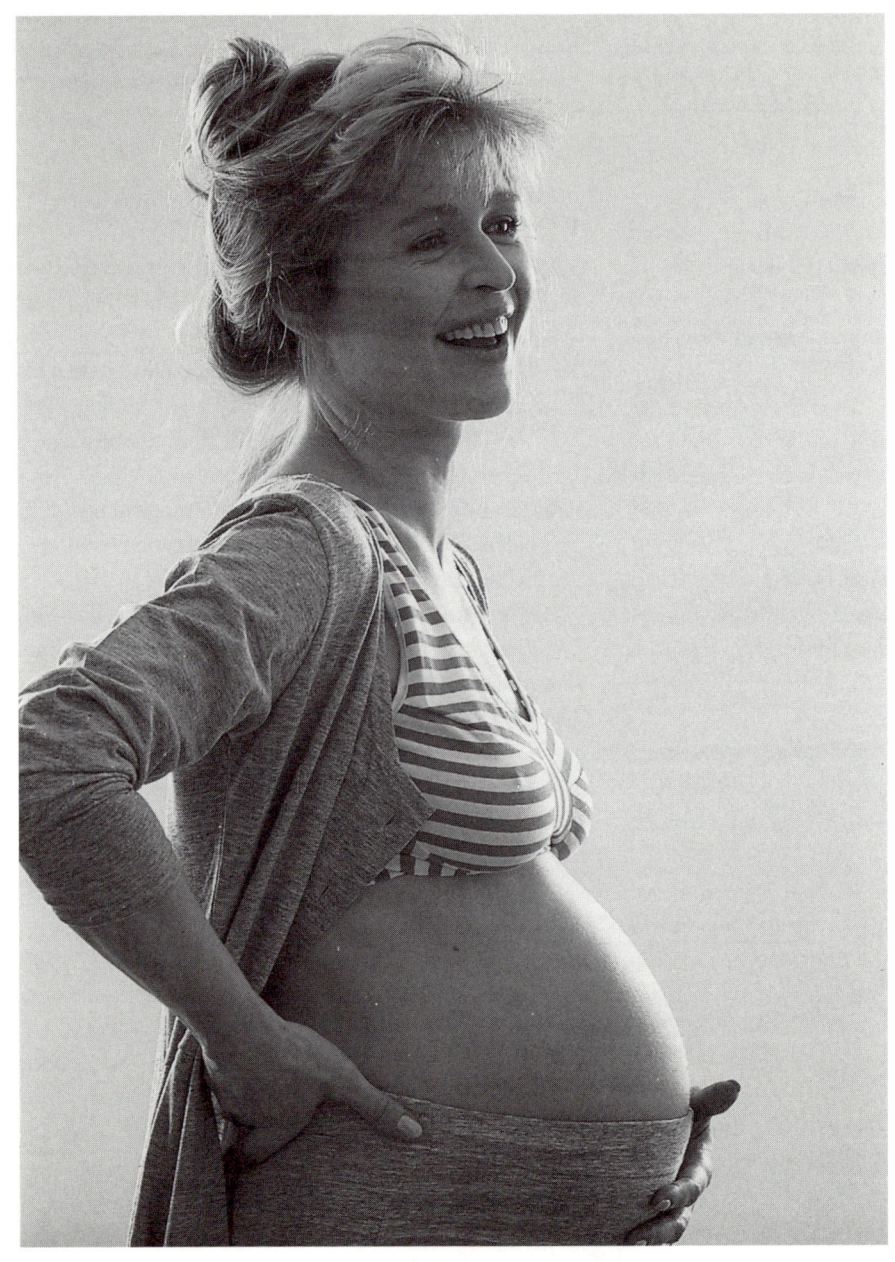

»SCHON NACH DEN ERSTEN SELBSTBEHAND-LUNGEN WAREN MEINE RÜCKENSCHMERZEN WEG, UND ICH FÜHLTE MICH WOHL.«

5. Die Muskulatur, insbesondere der Bauchdecke, des Gesäßes, der Schultern und des Gesichts, ist entspannt, der Mund ist leicht geöffnet, die Zunge klebt nicht am Gaumen.
6. Der Kopf ruht gerade auf dem Hals, und die Augen blicken nach vorn.
7. Das Kinn soll nicht nach oben zeigen; der Kopf soll sich anfühlen, als sei er die senkrechte Verlängerung der Wirbelsäule.

Entspannt auf dem Rücken liegen

1. Habe Bodenkontakt mit dem Kopf, den Schulterblättern, dem oberen Rücken, dem Becken, dem Gesäß, den Waden, den Fersen, den Oberarmen, den Ellbogen, den Handrücken.
2. Die Füße sind hüftbreit geöffnet, die Fußspitzen zeigen leicht nach außen.
3. Die Hände sind locker, die Handflächen zeigen nach oben.
4. Die gesamte Muskulatur des Körpers, vorn und hinten, von der Kopfhaut bis zu den Fuß- und Fingerspitzen, ist entspannt, der Mund ist leicht geöffnet, die Zunge klebt nicht am Gaumen.

Übrigens: Jede Übung hat einen Vogelnamen, damit man sie besser voneinander unterscheiden kann.

Viele Leute schwören zudem, daß sie sich nach ihrer Anwendung so leicht wie ein Vogel fühlen; ich hoffe, das wirst auch Du so empfinden.

Zur Anwendungshäufigkeit

Wenn Du akute Beschwerden hast, zum Beispiel Ischias, Kreuzschmerzen oder geschwollene Beine, mache drei Übungssitzungen am Tag: morgens nach dem Aufstehen, mittags vor dem Mittagessen, abends vor dem Schlafengehen; jedenfalls nicht mit vollem Magen, denn das Bauchatmen kann dann sehr unangenehm sein. Wenn die Beschwerden abnehmen, gehe auf zweimal täglich, morgens und abends, zurück und reduziere schließlich auf einmal am Tag, je nachdem, wann es Dir am angenehmsten ist.

Wie man eine Übungssitzung zusammenstellt, habe ich im dritten Teil dieses Buches beschrieben. Achte darauf, daß Du nie mehr als 5 Anwendungen in einer Sitzung ausübst – denke an das richtige Maß!

Die Anwendungen für die Geburt kannst Du ein- oder zweimal am Tag üben, aber mache auch hier nie mehr als 5 Übungen in einer Sitzung. Zilgrei ist keine Gymnastik, um Muskeln zu trainieren, sondern Selbsttherapie, die das Gleichgewicht des Körpers bzw. die Vorbereitung auf die Geburt zum Ziel hat.

Für die Halswirbelsäule

SCHWAN

Der SCHWAN mobilisiert hauptsächlich die Halswirbelsäule und wirkt entspannend auf Nacken, Schultern und oberen Brustwirbelbereich. Deshalb hilft er bei Kopfweh, steifem Hals und Migräne, bei Schmerzen, die vom Nacken in die Schultern ausstrahlen, bei Kribbeln in den Armen und Händen sowie bei knirschendem Geräusch beim Drehen des Kopfes.

Bitte wende den SCHWAN immer zusammen mit der Selbstbehandlung EISVOGEL zu Beginn einer Übungssitzung an.

Beide mobilisieren die gesamte Wirbelsäule und bereiten den Körper für die anderen Selbstbehandlungen, die Du ausführen wirst, vor. Deshalb nennen wir sie die Grundübungen.

TEST für die Selbstbehandlung SCHWAN

Sinn und Zweck des Tests ist es, festzustellen:
a) welche Bewegung weniger fließend oder unangenehmer ist,
b) welche Bewegung mehr eingeschränkt ist.

Darauf mußt Du beim Test und bei der Anwendung besonders achten:
– Drehe nur den Kopf, nicht auch die Schultern und den Oberkörper.
– Bleibe in der Drehrichtung und kippe den Kopf nicht nach hinten oder nach vorn ab.

– Konzentriere Dich darauf, was Du bei der jeweiligen Bewegung spürst und welche Bewegung mehr eingeschränkt ist. Schließe bei der Bewegung eventuell die Augen, wenn Du Dich dadurch besser konzentrieren kannst.
– Forciere die Bewegung nicht, sondern gehe nur so weit, wie Du bequem kommst.

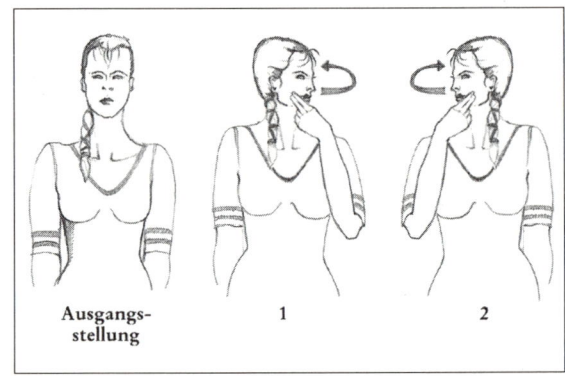

Ausgangsstellung: Sitze aufrecht und entspannt.

Bewegung 1   Drehe den Kopf langsam zur linken Schulter hin und halte ihn am Unterkiefer mit der linken Hand fest. Drehe dann langsam zur Mitte zurück.

Bewegung 2   Drehe jetzt den Kopf langsam zur rechten Schulter hin und halte ihn am Unterkiefer mit der rechten Hand fest. Drehe langsam zur Mitte zurück.

Ausführung der Selbstbehandlung SCHWAN

Version 1: Wenn Dir die Bewegung 1, Drehung nach links, unangenehm ist, oder wenn sie im Vergleich zur anderen Seite eingeschränkt ist, machst Du den SCHWAN folgendermaßen:

Schritt 1 Ausgangsstellung – atme ein (Bauch raus), halte die Luft 5 Sekunden lang an.

Schritt 2 Während Du atmest (Bauch rein), drehst Du den Kopf langsam bis an die äußerste mögliche Grenze nach RECHTS, hältst ihn mit dem Zeige- und Mittelfinger der rechten Hand am Unterkiefer fest; mache wieder die 5-Sekunden-Atempause.

Schritte 3-6 Bleibe in dieser Stellung und mache weitere VIER komplette Atmungszyklen: Einatmen (Bauch raus) – 5 Sekunden Pause, ausatmen (Bauch rein) – 5 Sekunden Pause; viermal wiederholen.

Schritt 7 Beende den SCHWAN, indem Du beim sechsten Einatmen in die Ausgangsstellung zurückkehrst und normal weiteratmest.

Version 2: Wenn Dir die Bewegung 2, Drehung nach rechts, unangenehm ist, oder wenn sie eingeschränkt ist, machst Du den SCHWAN wie soeben beschrieben nach LINKS (Bewegung 1).

Stellst Du beim Test keinen Unterschied zwischen den beiden Bewegungen fest, dann wende den SCHWAN zur Prophylaxe an, um Deine Halswirbelsäule beweglich zu halten. Du verfährst erst wie in Version 1 beschrieben und machst dann im Anschluß Version 2, beide natürlich kombiniert mit der Zilgrei-Atmung.

EISVOGEL

Der EISVOGEL mobilisiert hauptsächlich die Lendenwirbelsäule und das Becken und wirkt entspannend auf die gesamte Rückenmuskulatur. Er hilft bei Kreuz- und Lendenschmerzen, Ischias, neuralgischen Schmerzen mit Ausstrahlung in die Beine und bei Muskelverspannungen. Außerdem dient er dem Ausgleich des Muskeltonus der Rückenmuskulatur auf beiden Seiten der Wirbelsäule.

Bitte wende den EISVOGEL immer zusammen mit der Selbstbehandlung SCHWAN zu Beginn einer Übungssitzung an. Beide mobilisieren die gesamte Wirbelsäule und bereiten den Körper für die anderen Selbstbehandlungen, die Du ausführen wirst, vor. Deshalb nennen wir sie die Grundübungen.

TEST für die Selbstbehandlung EISVOGEL

Sinn und Zweck des Tests ist es, festzustellen:

a) welche Bewegung weniger fließend oder unangenehmer ist,

b) welche Bewegung mehr eingeschränkt ist.

Darauf mußt Du beim Test und bei der Anwendung besonders achten:

– Drehe nur den Rumpf, nicht auch das Becken.

– Bleibe in der Drehrichtung und kippe den Körper nicht nach hinten oder nach vorn.

– Verlagere Dein Gewicht gleichmäßig auf beide Gesäßhälften.

– Konzentriere Dich darauf, was Du bei den Bewegungen spürst und welche Bewegung mehr eingeschränkt ist. Schließe die Augen, wenn Du Dich dadurch besser konzentrieren kannst.

– Forciere die Bewegung nicht, sondern gehe nur so weit, wie Du bequem kommst.

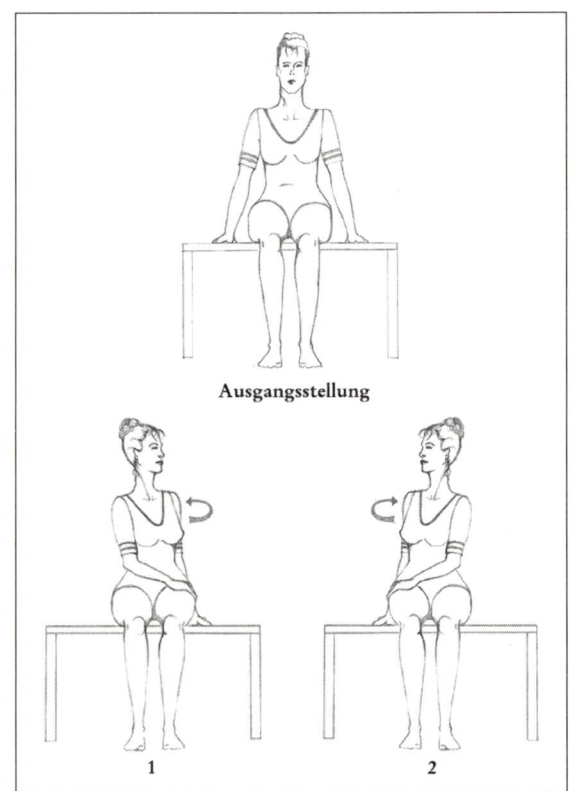

Ausgangsstellung

1   2

Ausgangsstellung: Sitze aufrecht und entspannt.

Bewegung 1   Drehe den Rumpf langsam nach links, halte Dich mit der linken Hand am hinteren Stuhlrand fest und lege die rechte Hand auf den linken Oberschenkel. Drehe dann langsam zur Mitte zurück.

Bewegung 2   Drehe jetzt den Rumpf langsam nach rechts, halte Dich mit der rechten Hand am hinteren Stuhlrand fest und lege die linke Hand auf den rechten Oberschenkel.
Drehe langsam zur Mitte zurück.

Ausführung der Selbstbehandlung EISVOGEL

Version 1: Wenn Dir die Bewegung 1, Drehung nach links, unangenehm ist, oder wenn sie im Vergleich zur anderen Seite eingeschränkt ist, machst Du den EISVOGEL folgendermaßen:

Schritt 1   Nimm die in Bewegung 2 abgebildete Stellung ein:
– drehe den Rumpf nach RECHTS (nicht auch das Becken)
– halte Dich mit der rechten Hand am hinteren Stuhlrand fest

– lege die linke Hand auf den rechten Oberschenkel
– achte darauf, daß Dein Gewicht gleichmäßig auf beide Gesäßhälften verteilt ist
– sieh zu, daß Dein Kinn über dem Brustbein steht (da, wo bei der Bluse die Knopfleiste verläuft).

Schritte 2 – 6   Wenn Du das Gefühl hast, Du hast die Stellung korrekt eingenommen, mache FÜNF komplette Zilgrei-Atmungszyklen: Einatmen (Bauch raus) – 5 Sekunden Pause, ausatmen (Bauch rein) – 5 Sekunden Pause; insgesamt fünfmal wiederholen.

Schritt 7   Beende den EISVOGEL, indem Du beim sechsten Einatmen in die Ausgangsstellung zurückkehrst und normal weiteratmest.

Version 2: Wenn Dir die Bewegung 2, Drehung nach rechts, unangenehm ist, oder wenn sie eingeschränkt ist, machst Du den EISVOGEL wie soeben beschrieben nach LINKS (Bewegung 1).

Stellst Du keinen Unterschied zwischen den beiden Bewegungen fest, dann wende den EISVOGEL zur Prophylaxe an, um Deine Wirbelsäule beweglich zu halten. Du verfährst erst wie in Version 1 beschrieben und machst dann im Anschluß Version 2, beide natürlich kombiniert mit der Zilgrei-Atmung.

Für die gesamte Wirbelsäule und das Becken

ADLER

Der ADLER mobilisiert die gesamte Wirbelsäule und fördert die Beweglichkeit und Elastizität der Wirbelgelenke. Er wirkt entspannend bei Streß und Schlafstörungen, dient dem Ausgleich des Tonus der Rückenmuskulatur zu beiden Seiten der Wirbelsäule, beseitigt Blockierungen und regt die Blutzirkulation an. Der ADLER hilft hervorragend bei Ischias, Hexenschuß, Lumbago und bei ganz allgemeinen Rückenschmerzen.

Wenn es Dir aufgrund Deines Zustandes nicht möglich ist, den SCHWAN und den EISVOGEL anzuwenden, weil Dir das Sitzen Schmerzen verursacht, kannst Du beide vorerst durch den ADLER ersetzen. Der ADLER ist ein wunderbarer Einstieg in den Tag, dann machst Du ihn vor dem Aufstehen; er ist auch ein guter Tagesabschluß vor dem Einschlafen. 5 Zilgrei-Atmungszyklen dauern ja nicht länger als zirka eineinhalb Minuten!

Wenn Deine Matratze so weich ist, daß Du darin einsinkst, oder wenn Du zu Deinem Partner hinüberrollst, dann machst Du den Adler am besten auf dem Fußboden.

TEST für die Selbstbehandlung ADLER

Sinn und Zweck des Tests ist es, festzustellen:
a) welche Bewegung weniger fließend oder unangenehmer ist,
b) welche Bewegung mehr eingeschränkt ist.

Darauf mußt Du beim TEST und bei der Anwendung besonders achten:
– Die Liegefläche muß einigermaßen hart sein.
– Schultern und Arme dürfen nicht von der Liegefläche abheben.
– Drehe den Kopf und die Beine jeweils in entgegengesetzter Richtung. Ist die Kopfdrehung schmerzhaft, drehe nur die Beine.
– Die Knöchel müssen aneinanderliegen, die Beine also nicht spreizen.
– Konzentriere Dich darauf, was Du bei der jeweiligen Bewegung spürst und welche Bewegung mehr eingeschränkt ist. Schließe bei der Bewegung eventuell die Augen, wenn Du Dich dadurch besser konzentrieren kannst.
– Forciere die Bewegung nicht, sondern gehe nur so weit, wie Du bequem kommst.

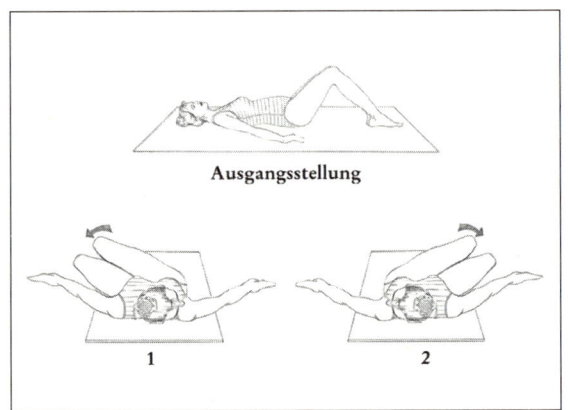

Ausgangsstellung

1   2

88

Ausgangsstellung: Liege entspannt auf dem Rücken, stelle die Beine auf und laß die Arme locker neben dem Körper liegen.

Bewegung 1 Laß die Beine locker nach links fallen und drehe gleichzeitig den Kopf langsam nach rechts. Gehe dann langsam zur Mitte zurück.

Bewegung 2 Laß jetzt die Beine locker nach rechts fallen und drehe gleichzeitig den Kopf langsam nach links. Gehe langsam zur Mitte zurück.

Ausführung der Selbstbehandlung ADLER

Version 1: Wenn Dir die Bewegung 1, Drehung der Beine nach links und des Kopfes nach rechts, unangenehm ist, oder wenn die Bewegung im Vergleich zur entgegengesetzten Drehrichtung eingeschränkt ist, machst Du den ADLER folgendermaßen:

Schritt 1 Ausgangsstellung – atme ein (Bauch raus), halte die Luft 5 Sekunden lang an.

Schritt 2 Während Du ausatmest (Bauch rein), läßt Du die Beine mit aneinandergelegten Knöcheln locker nach RECHTS fallen und drehst den Kopf gleichzeitig bis an die äußerste mögliche Grenze nach LINKS; mache wieder die 5-Sekunden-Atempause.

Schritte 3 – 6 Bleibe in dieser Stellung und mache weitere VIER komplette Atmungszyklen: Einatmen (Bauch raus) – 5 Sekunden Pause, ausatmen (Bauch rein) – 5 Sekunden Pause; viermal wiederholen.

Schritt 7 Beende den ADLER, indem Du beim sechsten Einatmen in die Ausgangsstellung zurückkehrst.

Version 2: Wenn Dir die Bewegung 2, Drehung der Beine nach rechts und des Kopfes nach links, unangenehm ist, oder wenn diese Bewegungen eingeschränkt sind, machst Du den ADLER wie soeben beschrieben mit Drehung der Beine nach links und des Kopfes nach rechts (Bewegung 1).

Gerade beim ADLER ziehen es manche Leute vor, sich mit der Atmung zu bewegen, anstatt in der Zilgrei-Stellung bewegungslos zu verharren. Wenn Du diese Variante anwenden möchtest, machst Du das so:

Schritt 1 Atme in der Ausgangsstellung ein, halte die Luft 5 Sekunden lang an.

Schritt 2 Während Du ausatmest, läßt Du die Beine in Deine Zilgrei-Stellung fallen und drehst den Kopf in die entgegengesetzte Richtung; mache wieder die 5-Sekunden-Atempause.

Schritt 3 Während Du einatmest, gehst Du wieder in die Ausgangsstellung zurück und hältst die Luft 5 Sekunden lang an.

Du wiederholst die Schritte 1 – 3 viermal und schließt ab, indem Du beim sechsten Einatmen in die Ausgangsstellung zurückgehst.

Stellst du beim Test keinen Unterschied zwischen den beiden Bewegungen fest, dann wende den ADLER zur Prophylaxe an, um Deine gesamte Wirbelsäule beweglich zu halten und um Kreuz- und Rückenschmerzen vorzubeugen. Du verfährst erst wie in Version 1 beschrieben und machst dann im Anschluß Version 2, beide natürlich kombiniert mit der Zilgrei-Atmung.

Zum Ausgleich des Beckens

KRANICH

Der KRANICH mobilisiert die Ileo-Sakralgelenke und die Lendenwirbelsäule. Er wirkt den schädlichen Auswirkungen der einseitigen Körperbelastung entgegen und sorgt für die korrekte Ausrichtung des Beckens. Er hilft bei Kreuz-, Lenden- und Beckenschmerzen, bei Rückenschmerzen ganz allgemein und bei Ischias.

Da uns die einseitige Körperbelastung ein ganzes Leben lang begleitet, ist es sinnvoll, den Kranich regelmäßig auszuführen. Bei akuten Schmerzen einmal am Tag; wenn Du keine Schmerzen oder Beschwerden hast, zwei- oder dreimal pro Woche, je nachdem, wie einseitig Du zu Hause, am Arbeitsplatz oder durch Sport belastet bist.

TEST für die
Selbstbehandlung KRANICH

Sinn und Zweck des Tests ist es, festzustellen, welche der beiden Stellungen unangenehmer ist.

Darauf mußt Du beim TEST und bei der Anwendung besonders achten:
– Ziehe auf jeden Fall die Schuhe aus.
– Stelle Dich neben einen Tisch oder eine Stuhllehne, damit Du nicht das Gefühl hast, das Gleichgewicht zu verlieren. Bleibe trotzdem gerade stehen und drehe Dich nicht zum Möbelstück hin.
– Stehe gerade und entspannt, mit Blick nach vorn.

– Mache weder einen zu langen noch einen zu kurzen Schritt; am besten steht die Ferse des vorderen Fußes etwa 5 cm vor den Zehen des hinteren Fußes.
– Beide Beine müssen gestreckt sein; die Ferse des hinteren Beins darf nicht vom Boden abheben.
– Das Gewicht muß gleichmäßig auf beiden Füßen lagern.
– Wenn es in Wade und Kniekehle des hinteren Beins leicht zieht, stehst Du richtig.
– Konzentriere Dich darauf, was Du bei der jeweiligen Stellung spürst und welche Dir unbequemer ist. Schließe bei der Bewegung eventuell die Augen, wenn Du Dich dadurch besser konzentrieren kannst.

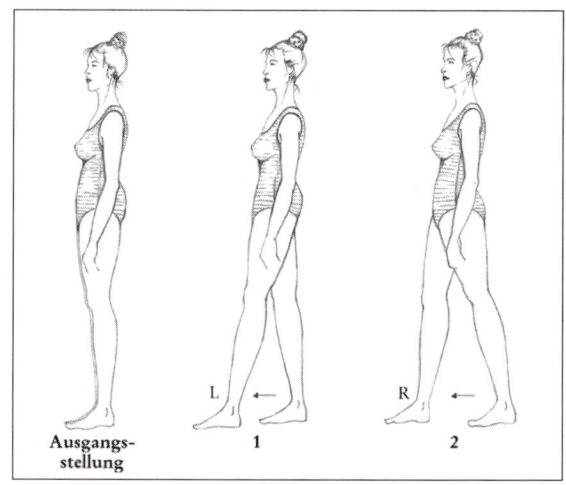

Ausgangsstellung: Stehe aufrecht und entspannt.

Stellung 1 Stelle das linke Bein wie beschrieben nach VORN und dann in die Ausgangsstellung zurück.

Stellung 2 Stelle das rechte Bein wie beschrieben nach VORN und dann in die Ausgangsstellung zurück.

Erfahrungsgemäß ist bei Rechtshändern die Stellung 1 (Version 2) angezeigt. Jede Regel hat aber bekanntlich ihre Ausnahmen: Wenn Dir die Stellung 1 Schmerzen verursacht, nimmst Du zur Therapie die Stellung 2 ein.

Ausführung der Selbstbehandlung KRANICH

Version 1: Wenn Dir die Stellung 1, LINKES Bein vorn, unangenehm ist, machst Du den KRANICH folgendermaßen:

Schritt 1 Mache einen Schritt wie im Test beschrieben mit dem RECHTEN Bein nach vorn. Überprüfe Deine Stellung und atme dann ein (Bauch raus), halte die Luft 5 Sekunden lang an. Atme aus (Bauch rein) und mache wieder die 5-Sekunden-Atempause.

Schritte 2 – 5 Bleibe in dieser Stellung und mache VIER komplette Atmungszyklen: Einatmen (Bauch raus) – 5 Sekunden Pause, ausatmen (Bauch rein) – 5 Sekunden Pause; viermal wiederholen.

Schritt 6 Beende den KRANICH, indem Du beim sechsten Einatmen locker nach vorn wegläufst, einige Schritte tust und normal weiteratmest.

Version 2: Wenn Dir die Stellung 2, RECHTES Bein vorn, unangenehm ist, machst Du den KRANICH wie soeben beschrieben, stellst jedoch das LINKE Bein nach vorn (Stellung 1).

Da die Ursache der Beckenverlagerung die einseitige Körperbelastung ist, wird der KRANICH zur Prophylaxe nur entweder entsprechend der Version 1 oder der Version 2 angewendet; ausschlaggebend ist das Testergebnis.

Zum Ausgleich des Beckens

ORTOLAN

Wenn Du Schwierigkeiten hast, den KRANICH im Stehen auszuführen, kannst Du den ORTOLAN anwenden.

Er verfolgt den gleichen Zweck, das heißt Mobilisierung der Ileo-Sakralgelenke (die beiden Gelenke, die das Kreuzbein mit den beiden Beckenhälften verbinden) und der Lendenwirbelsäule, Bekämpfung der schädlichen Auswirkungen der einseitigen Körperbelastung und Wiederherstellung der korrekten Ausrichtung des Beckens. Er hilft bei Kreuz-, Lenden- und Beckenschmerzen, bei Rückenschmerzen ganz allgemein und bei Ischias.

Auch den ORTOLAN kannst Du als Ausgleich zur einseitigen Körperbelastung regelmäßig anwenden. Bei akuten Schmerzen einmal am Tag; wenn Du keine Schmerzen oder Beschwerden hast, dann zwei- oder dreimal pro Woche, je nachdem, wie einseitig Du zu Hause, am Arbeitsplatz oder durch Sport belastet bist.

TEST für die Selbstbehandlung ORTOLAN

Sinn und Zweck des Tests ist es, festzustellen, welche der beiden Stellungen unangenehmer ist.

Darauf mußt Du beim TEST und bei der Anwendung besonders achten:
– Die Liegefläche muß einigermaßen hart sein.

– Die Liege muß hoch genug sein, damit das Bein frei hängen kann, ohne den Boden zu berühren. Wenn Du keine Liege zur Verfügung hast, tut's auch der Küchentisch, vorausgesetzt, er ist lang genug, um entspannt darauf zu liegen.

– Lege dich an den Rand der Liege, damit das Bein ab dem Oberschenkel hängen kann und keinesfalls erst ab dem Knie.

– Halte das Bein nicht mit der Muskulatur fest, sondern lasse es frei baumeln.

– Kopf, Nacken, Oberkörper und Gesäß müssen während der gesamten Anwendung entspannt bleiben.

– Konzentriere Dich darauf, was Du bei der jeweiligen Stellung spürst und welche Stellung Dir unbequemer ist. Schließe bei der Bewegung eventuell die Augen, wenn Du Dich so besser konzentrieren kannst.

Ausgangsstellung: Liege entspannt auf dem Rücken und winkle beide Beine an.

Stellung 1	Rutsche an die rechte Kante der Liege und laß das RECHTE Bein wie beschrieben heruntergleiten. Hebe das Bein in die Ausgangsstellung zurück.
Stellung 2	Rutsche an die linke Kante der Liege und laß das LINKE Bein wie beschrieben heruntergleiten. Gehe dann in die Ausgangsstellung zurück.

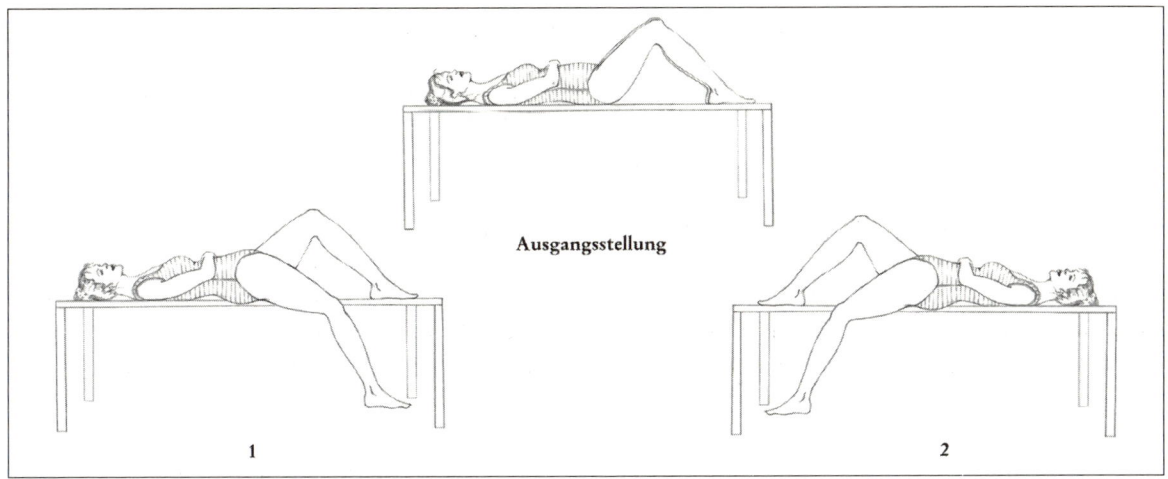

Ausgangsstellung

1

2

Erfahrungsgemäß ist bei den Rechtshändern die Stellung 1 (Version 2) angezeigt. Jede Regel hat aber bekanntlich ihre Ausnahmen: Wenn Dir Stellung 1 Schmerzen verursacht, nimmst Du zur Therapie die Stellung 2 ein.

Ausführung der Selbstbehandlung ORTOLAN

Version 1: Wenn Dir die Stellung 1, RECHTES Bein nach unten hängend, unangenehm ist, machst Du den ORTOLAN folgendermaßen:

Schritt 1   Rutsche wie im Test beschrieben an die linke Kante der Liege. Während Du einatmest, läßt Du das LINKE Bein nach unten gleiten; halte die Luft 5 Sekunden lang an. Atme aus und mache wieder die 5-Sekunden-Atempause.

Schritte 2 – 5   Bleibe in dieser Stellung und mache weitere VIER komplette Atmungszyklen: Einatmen (Bauch raus) – 5 Sekunden Pause, ausatmen (Bauch rein) – 5 Sekunden Pause; viermal wiederholen.

Schritt 6   Beende den ORTOLAN, indem Du beim sechsten Einatmen das linke Bein auf die Liege hebst, beide Beine ausstreckst und normal weiteratmest.

Version 2: Wenn Dir die Stellung 2, LINKES Bein nach unten hängend, unangenehm ist, machst Du den ORTOLAN wie beschrieben, aber mit dem RECHTEN Bein (Stellung 1).

Da die Ursache der Beckenverlagerung die einseitige Körperbelastung ist, wird der ORTOLAN zur Prophylaxe nur entweder entsprechend der Version 1 oder der Version 2 angewendet; ausschlaggebend ist das Testergebnis.

Für das Becken und die Leistengegend

SPIESSENTE

Die SPIESSENTE mobilisiert vor allem den Beckenbereich, die Ileo-Sakralgelenke und die Hüftgelenke. Sie fördert die Elastizität der Muskeln und Bänder in der Leistengegend und wirkt entspannend auf die Lendenwirbelsäule. Die SPIESSENTE wird auch eingesetzt bei Ischias, Hexenschuß, Lumbago und bei ganz allgemeinen Kreuzschmerzen.

TEST für die Selbstbehandlung SPIESSENTE

Sinn und Zweck des Tests ist es, festzustellen:
a) welche Bewegung weniger fließend oder unangenehmer ist,
b) welche Bewegung mehr eingeschränkt ist.

Darauf mußt Du beim TEST und bei der Anwendung besonders achten:
– Die Liegefläche muß einigermaßen hart sein.

– Schultern und Arme dürfen nicht von der Liegefläche abheben.
– Bei der Ausgangsstellung zur Bewegung 1 müssen die Knöchel aneinanderstoßen.
– Bei der Ausgangsstellung zur Bewegung 2 müssen die Füße mindestens hüftbreit aufgestellt sein.
– Der Druck in Bewegung 2 soll nur ganz leicht sein.
– Konzentriere Dich darauf, was Du bei der jeweiligen Bewegung spürst und welche Bewegung mehr eingeschränkt ist. Schließe bei der Bewegung eventuell die Augen, wenn Du Dich dadurch besser konzentrieren kannst.
– Forciere die Bewegung nicht, sondern gehe nur so weit, wie Du bequem kommst.
– Halte ein fest zusammengerolltes Gesichtshandtuch bereit.

Ausgangsstellung: Liege entspannt auf dem Rücken, stelle die Beine auf und strecke die Arme locker neben dem Körper aus.

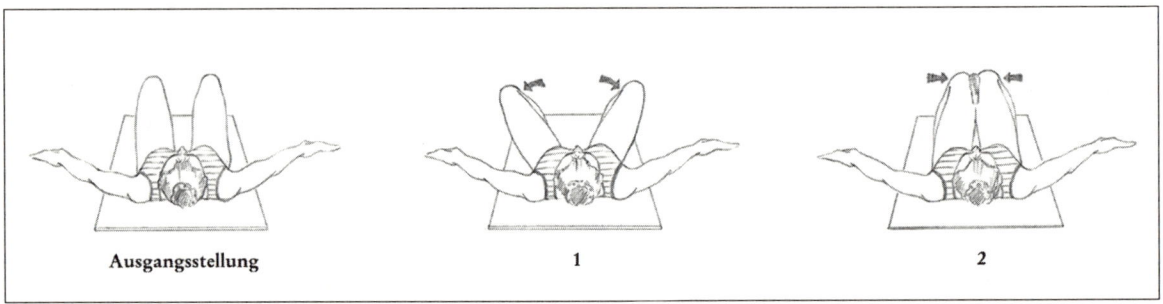

Ausgangsstellung   1   2

94

Bewegung 1 Stelle die Füße flach auf dem Boden so zusammen, daß sich die Knöchel berühren. Laß die Knie locker auseinanderfallen. Kehre in die Ausgangsstellung zurück.

Bewegung 2 Stelle die Füße auf dem Boden hüftbreit auseinander, lege das zusammengerollte Handtuch zwischen die Knie und drücke es leicht zusammen (gerade so, daß es nicht herunterfällt). Kehre in die Ausgangsstellung zurück.

Ausführung der Selbstbehandlung SPIESSENTE

Version 1: Wenn Dir die Bewegung 1, das Auseinanderfallen der Knie, unangenehm ist, oder wenn Du Schwierigkeiten hast, die Beine zu öffnen, machst Du die SPIESSENTE folgendermaßen:

Schritt 1 Ausgangsstellung – stelle die Füße hüftbreit auseinander. Atme ein (Bauch raus), halte die Luft 5 Sekunden lang an.

Schritt 2 Während Du ausatmest (Bauch rein), legst Du das zusammengerollte Handtuch zwischen die Knie und drückst nur mit soviel Kraft dagegen, daß es nicht herunterfällt; mache wieder die 5-Sekunden-Atempause.

Schritte 3 – 6 Bleib in dieser Stellung und mache weitere VIER komplette Atmungszyklen: Einatmen (Bauch raus) – 5 Sekunden Pause, ausatmen (Bauch rein) – 5 Sekunden Pause; viermal wiederholen.

Achte drauf, daß der leichte Druck gegen das Handtuch während der vier Atmungszyklen möglichst gleich bleibt.

Schritt 7 Beende die SPIESSENTE, indem Du beim sechsten Einatmen in die Ausgangsstellung zurückkehrst, die Beine ausstreckst und normal weiteratmest.

Version 2: Wenn Dir die Bewegung 2, das Zusammendrücken der Beine, unangenehm ist, oder wenn diese Bewegung eingeschränkt ist, verfährst Du so:

Schritt 1 Ausgangsstellung – stelle die Füße so zusammen, daß sich die Knöchel berühren. Atme ein (Bauch raus), halte die Luft 5 Sekunden lang an.

Schritt 2 Während Du ausatmest (Bauch rein), läßt Du die Knie locker auseinanderfallen; mach wieder die 5-Sekunden-Atempause.

Schritte 3 – 6 Bleib in dieser Stellung und mache VIER weitere komplette Zilgrei-Atmungszyklen: Einatmen – 5 Sekunden Pause, ausatmen – 5 Sekunden Pause; viermal wiederholen.

Schritt 7 Beende die SPIESSENTE, indem Du beim sechsten Einatmen in die Ausgangsstellung zurückgehst, die Beine ausstreckst und normal weiteratmest.

Stellst Du beim Test keinen Unterschied zwischen den beiden Bewegungen fest, dann wende die SPIESSENTE zur Prophylaxe an, um die Gelenke im Becken beweglich zu halten und um Kreuz- und Rückenschmerzen vorzubeugen. Du verfährst wie in Version 1 beschrieben und machst dann im Anschluß Version 2.

Gegen Schwellungen und Schmerzen der Beine

WIEDEHOPF

Der WIEDEHOPF hilft bei schmerzhaften und geschwollenen Füßen und Beinen, bei Ödemen und Krampfadern und bei Fußmüdigkeit. Er fördert die Durchblutung, regt den Blutkreislauf an und beugt kalten Füßen vor. Der WIEDEHOPF wirkt auch entspannend bei Streß und Schlafstörungen und kann bei Kreuzschmerzen eingesetzt werden.

Die Selbstbehandlung WIEDEHOPF erfordert keinen TEST. Wenn die vorgeschriebene Stellung oder Bewegung Beschwerden verursacht, machst Du sie nicht.

Darauf mußt Du bei der Ausführung des WIEDE-HOPF besonders achten:

- Die Liegefläche muß einigermaßen hart sein.
- Schultern und Arme dürfen nicht von der Liegefläche abheben.
- Die Beine dürfen nicht zu hoch liegen (etwa 40 cm sind ideal) und müssen während der ganzen Anwendung gestreckt bleiben.
- Lege die Füße auf den Rand des Stuhls, damit sie Bewegungsfreiheit haben.
- Die Bewegung der Füße ist abwechselnd entgegengesetzt: Ziehe die Zehen des einen Fußes an Dich heran, während Du die des anderen wegstreckst, und umgekehrt.
- Forciere die Bewegungen nicht, sondern gehe nur so weit, wie du bequem kommst.

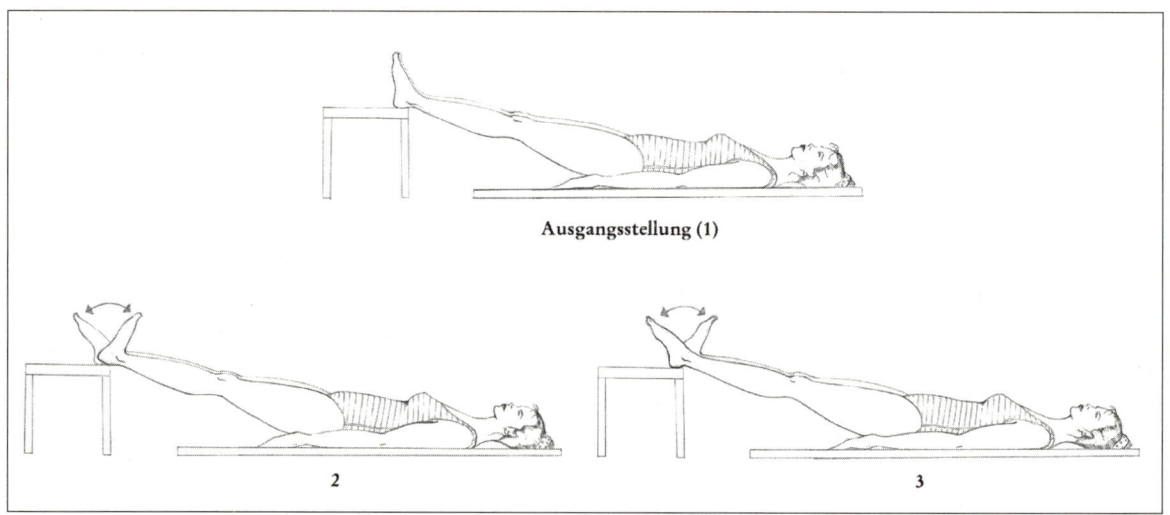

Ausgangsstellung (1)

2

3

Ausführung der Selbstbehandlung WIEDEHOPF

Ausgangsstellung: Liege entspannt auf dem Rücken, lege die Füße auf die Kante eines Stuhles oder Bettes. Laß die Arme locker neben dem Körper liegen.

Schritt 1   Ausgangsstellung – atme ein (Bauch raus), halte die Luft 5 Sekunden lang an.

Schritt 2   Während Du ausatmest (Bauch rein) streckst Du den einen Fuß von Dir weg und ziehst den anderen zu Dir heran; mache wieder die 5-Sekunden-Atempause.

Schritt 3   Während Du einatmest, wechselst Du die Fußstellung; halte die Luft 5 Sekunden lang an.

Wiederhole den Vorgang, bis Du insgesamt fünfmal ein- und fünfmal ausgeatmet hast, selbstverständlich mit der 5-Sekunden-Atempause nach jedem ein- und ausatmen.

Beende den WIEDEHOPF, indem Du beim sechsten Einatmen die Beine vom Stuhl nimmst und dann normal weiteratmest.

Der WIEDEHOPF eignet sich recht gut zur Prophylaxe gegen geschwollene Beine. Außerdem kommt die verbesserte Durchblutung nicht nur Dir, sondern auch Deinem Kind zugute. Ich empfehle Dir, ihn drei- oder viermal pro Woche in Dein Übungsprogramm einzubauen.

ZILGREI WÄHREND DER GEBURT

Was wir mit Zilgrei während der Geburt erreichen wollen, läßt sich am einfachsten anhand von Aussagen zusammenfassen, die im Laufe der letzten zehn Jahre von Hebammen gemacht wurden:
- deutlich kürzere Geburtszeiten;
- spürbare Linderung der Wehenschmerzen durch die dynamogene Atmung;
- befriedigenderes Geburtserlebnis durch das gezielte, aktive Mitwirken beider Elternteile;
- meßbar günstige Wirkung auf das Kind;
- eindeutig niedrigerer Einsatz medikamentöser Geburtsleitung;
- komplikationslosere Geburtsverläufe;
- Abnahme von Kaiserschnitt-, Zangen- und Vakuumextrationsgeburten.

Das ist in erster Linie durch die aktive Nutzung der naturgegebenen Hilfsmittel Atmung – Bewegung – Körperstellung – Schwerkraft zu erreichen, und zwar in der für Zilgrei spezifischen Art.

Über die Bedeutung und Notwendigkeit der Atmung haben wir bereits gesprochen. Ohne die korrekte Atmung, die Dich leitet und über jede Wehe hinweg begleitet, läufst Du Gefahr, die Kontrolle zu verlieren und dem Schmerz ausgeliefert zu sein, anstatt ihn zu steuern.

Die Bewegung ist notwendig, weil sie nicht nur dem dynamischen Wesen der Geburt entgegenkommt, sondern Deinem Kind die Reise durch das Becken und den Geburtskanal wesentlich erleichtert. Durch ihre heftigen Kontraktionen tut die Gebärmutter

zwar das ihre, um das Baby nach draußen zu drücken. Du kannst aber durch gezielte Bewegungen, gekoppelt mit der Atmung, erheblich dazu beitragen, daß diese Passage schneller, leichter und weniger traumatisch vonstatten geht. Stell Dir vor, Du wolltest einen Gegenstand durch eine enge Öffnung drücken. Es fiele Dir bestimmt nicht ein, von oben nur einen Druck auszuüben und zu erwarten, daß der Gegenstand dadurch die Öffnung passiert. Nein, Du würdest ihn leicht hin- und herbewegen, ihn sozusagen durch geeignete Bewegungen hineinmanövrieren. Dabei brauchst du entsprechend weniger Kraft aufzuwenden und kommst schneller an Dein Ziel. Das gleiche Prinzip wenden wir bei der Geburt durch die Nutzung von Bewegung gekoppelt mit Atmung nach Zilgrei an. Durch die Bewegung des Beckens kommst Du sozusagen dem Baby entgegen, es muß sich nicht alleine so sehr anstrengen, um den harten Beckenring und den Geburtskanal zu passieren. Vielleicht ist das der Grund, warum es »Zilgrei-Babys« im allgemeinen besser geht!

Die Atmung hilft Dir gegen den Wehenschmerz, die Bewegung hilft Deinem Kind! Gerade in der Übergangsphase oder kurz vor der Geburt des Babys kommt manchmal der Moment, daß Frauen sich nicht mehr bewegen möchten, vielleicht weil sie müde sind oder einfach nicht mehr wollen. Es ist gut, wenn dann ein Partner, eine Hebamme oder Freundin zur Seite stehen, die sie weiterhin zur Bewegung ermuntern; dann ist das Baby ja schon fast geboren, und es braucht erfahrungsgemäß wirklich

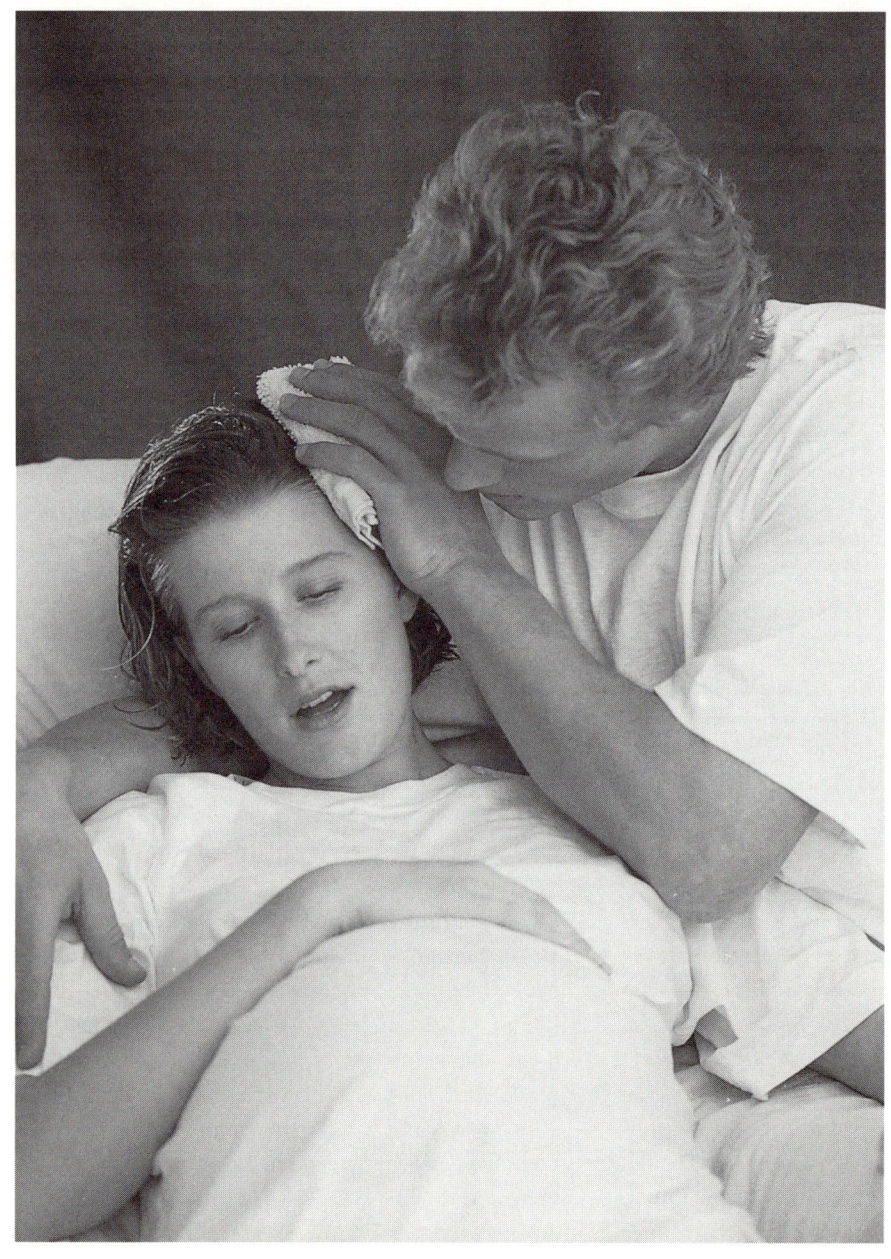

DU WIRST WUNDER-
SCHÖN AUSSEHEN,
DENN DU TUST ETWAS
WUNDERSCHÖNES:
DU GEBÄRST EIN KIND.

nur noch ein paar Bewegungen und Preßwehen, bis es da ist.

Kommen wir zur »Körperstellung und Schwerkraft«. In diesem Zusammenhang möchte ich einen Satz zitieren, der der Zilgrei-Auffassung zur Geburtshaltung sehr nahe kommt: »Die Rückenlage oder ›Tote-Käfer-Lage‹, wie sie auch genannt wird, ist nach dem Handstand die zweitdümmste Gebärstellung, die man sich ausdenken kann.« Ich weiß nicht mehr, wo ich das gelesen habe, aber wer immer es geschrieben hat, er spricht mir aus der Seele. Die Frau ist nicht nur ihrer menschlichen Würde beraubt, indem man ihr die Freiheit nimmt, sich auszudrücken und zu handeln; diese Stellung widerspricht auch allen physiologischen Naturgesetzen.

Ich gehöre gewiß nicht zu jenen, die in ihrer Bemühung um einen Wandel in der heute praktizierten Geburtshilfe zu menschlicherem und natürlicherem Vorgehen jegliche moderne Errungenschaft verteufeln. Die kindliche Mortalität ist in der westlichen Welt auf einen geringen Prozentsatz zurückgegangen, und die Überlebenschancen von Frühgeburten sind erheblich gestiegen. Das ist ohne Zweifel das Verdienst der modernen Technik und der neuesten medizinischen Errungenschaften. Ich denke aber, daß die Zeit gekommen ist, in der einer Verbindung zwischen moderner Technik und der Anerkennung und Nutzung naturgegebener Prozesse nichts mehr im Wege stehen sollte. Die größte Schwierigkeit dabei ist wohl die Notwendigkeit des Umdenkens, vor allem in bezug auf die Rollen, die die bei einer Schwangerschaft und Geburt beteiligten Menschen bekleiden. Wenn die schwangere Frau sich selbst und ihr Kind als die Hauptfiguren in diesem Ereignis betrachtet, wenn sie den Mut aufbringt, ihre Wünsche zu äußern und durchzusetzen, ist ein erheblicher Schritt in

Richtung eines Wandels getan. Wenn Ärzte, Hebammen und Klinikpersonal diese Rolle der werdenden Mutter und ihres Kindes im gleichen Licht betrachten, sie dadurch anerkennen, daß sie ihre eigene Rolle entsprechend anpassen, werden wir in der Tat Zeugen eines Wandels in der Geburtshilfe werden.

Aber zurück zu der Stellung der Frau bei der Geburt. Es gibt einige gute Bücher, die einen historischen Rückblick auf Gebärstellungen bei den verschiedensten Völkern im Laufe der Menschheitsgeschichte geben. Im Literaturnachweis sind einige davon aufgeführt. Ich schließe mich jedenfalls all jenen Fachleuten und Laien an, die der Meinung sind, daß die Rückenlage bei der Geburt nur dann gerechtfertigt ist, wenn der Arzt oder die Hebamme die Frau untersuchen müssen, wenn der Untersuchungsbefund sie erforderlich macht, oder wenn die Frau diese Lage ausdrücklich wünscht.

Wenn Du mit Zilgrei gebären willst, empfehle ich Dir: Gehe und stehe, solange du bequem auf den Beinen sein kannst; sitze, solange Du sitzen kannst; knie, wenn Du knien kannst; gehe in den Vierfüßlerstand, wenn Dir das wohltut; und setze (nicht lege) Dich ins Kreißbett, wenn Du dort Dein Baby gebären willst.

Aber: Nichts davon ist zwingend. Du mußt die Stellung herausfinden, die für Dich am vorteilhaftesten ist. Denn sie ist von einer ganzen Reihe von Faktoren abhängig, zum Beispiel von Deinem Körpergewicht, von der Lage des Kindes oder davon, ob Du in gewissen Stellungen Schmerzen verspürst oder nicht. Laß Dich in der Wahl der Stellung nicht von falscher Scham beeinflussen, sie ist hier nicht am Platz. Inzwischen hast Du genug Selbstbewußtsein entwickelt, so daß es Dir gleichgültig ist, wie Du in der einen oder anderen Stellung aussiehst. Du wirst immer wunderschön aussehen, denn Du tust etwas Wunderschönes: Du gebärst ein Kind. Ich rate Dir, die verschiedenen Stellungen zu üben, damit Du sie sofort anwenden kannst, wenn Du sie brauchst.

Alle aufrechten Stellungen sind besonders für den Geburtsfortschritt geeignet, weil sie die Schwerkraft nutzen. So kommt in der Rückenlage zum Beispiel die Schwerkraft überhaupt nicht zum Tragen, im Gegenteil: Deine Gebärmutter muß das Kind praktisch bergauf schieben!

Häufig wird von Kliniken angeführt, daß die Rückenlage notwendig ist, damit die kindlichen Herztöne und Wehen mit dem Kardiotokograph aufgezeichnet werden können. Die Erfahrung zeigt, daß diese Aufzeichnungen genausogut bei anderen Körperstellungen registriert werden können. Grundsätzlich möchte ich jedoch betonen, daß die Geburt nach Zilgrei, bei der die Frau aktiv den Geburtsverlauf steuert und beeinflußt, nur dann seine Rechtfertigung und Gültigkeit hat, wenn die Geburt normal und komplikationslos verläuft. Sobald Komplikationen auftreten, muß sich die Frau an die Anweisungen der Hebamme und des Arztes halten.

Um den Wehenschmerz zu verringern und den Gebärmuttermuskeln das größtmögliche Kraftpotential zur Verfügung zu stellen, müssen bestimmte Körperpartien völlig entspannt sein. Tatsächlich überträgt sich die Anspannung von Muskeln in einem Körperteil (zum Beispiel beim Zusammenpressen von Mund und Augen oder um eine Faust zu machen) abschwächend auf den ganzen Körper. Das Kraftpotential der Muskulatur wird also im gesamten Körper beansprucht, auch wenn nur eine Muskelpartie direkt eingesetzt wird.

Durch gezielte Körperstellungen kannst Du viel tun, damit beispielsweise die Beckenbodenmuskulatur

entspannt bleibt. Am besten veranschauliche ich das durch einige Übungen:

– Stehe aufrecht mit durchgedrückten Knien, und klemme so fest Du kannst den Po und die Scheide zusammen. Versuche dabei Deinen Beckenboden, also das Gewebe um After und Scheide, zu spüren. Du merkst bestimmt, daß Du dabei viel Kraft entfalten kannst.

– Nun stehe aufrecht, sacke dabei aber leicht in die Knie, und versuche wieder, Po und Scheide zusammenzudrücken. Du wirst feststellen, daß es Deiner gesamten Willenskraft bedarf, um das zu bewerkstelligen. Außerdem ist der Beckenboden völlig entspannt.

Du siehst also, daß Du schon allein durch die korrekte Stellung Muskelpartien entspannen kannst, die während des Geburtsverlaufs entspannt sein sollen. Denke bei Übungen im Stehen daran: Sacke leicht in die Knie und halte die Beine nicht steif durchgedrückt. Praktisch alle in den folgenden Übungen abgebildeten Stellungen bezwecken einerseits die Entspannung des Beckenbodens und unterstützen andererseits das Beckenkippen und -schaukeln zur Begünstigung des Geburtsfortschritts. Es handelt sich dabei um mögliche, keinesfalls aber zwingende Stellungen. Du sollst sie alle beizeiten durchprobieren, damit Du bei der Geburt weißt, welche Dir am meisten zusagen.

Bei den Selbstbehandlungen für die Schwangerschaft hast du gelernt, immer zuerst Bewegung und Gegenbewegung zu machen, um herauszufinden, in welcher Bewegungsrichtung Du die Therapie ausführen mußt. Bei der Anwendung von Zilgrei bei der Geburt ist unsere Zielsetzung eine andere. Während wir im

Laufe der Schwangerschaft bestrebt waren, die muskuläre Unausgeglichenheit und das Becken ins Lot zu bringen, geht es bei der Geburt darum, den Geburtsverlauf möglichst positiv zu beeinflussen. Es ist deshalb nicht nötig, zuerst die Bewegungsrichtungen zu testen, es sei denn, Dir ist eine Bewegung unangenehm, nicht aber die andere.

Nehmen wir an, bei der Übung SINGDROSSEL (Seite 105) hast du bei der Stellung 1 Kreuzschmerzen. Dann wirst Du einfach in der Ausgangsstellung einatmen, die Luft 5 Sekunden lang anhalten und beim Ausatmen die Stellung 2 einnehmen; dann wirst Du beim Einatmen wieder in die Ausgangsstellung zurückgehen, die Pause machen und so fortfahren. Mit anderen Worten: Du vermeidest, das zu tun, was Dir Beschwerden verursacht, und führst nur das aus, was Dein Körper ohne Schwierigkeiten bewerkstelligen kann.

Die Übungen, die hier für die Geburt aufgezeichnet sind, können ohne weiteres auch zur Bekämpfung von Rückenschmerzen eingesetzt werden. Dann mußt Du aber wie bei den Selbstbehandlungen während der Schwangerschaft vorgehen.

Hier noch einige Hinweise, bevor Du mit den praktischen Übungen beginnst:

- **Beginne mit den mit der Atmung kombinierten Bewegungen nicht zu früh, also nicht gleich, wenn Du die ersten Wehen verspürst; es wäre, als würdest Du mit Kanonen auf Spatzen schießen!**
- Wenn sich die ersten Wehen bemerkbar machen, gehe zunächst Deinem normalen Tagesablauf nach. Wenn sie stärker, häufiger und vor allem in regelmäßigen Abständen auftreten, kannst Du sie zunächst mit der Zilgrei-Atmung überatmen, bevor Du Dich auf den Weg in die Klinik machst. Dann

erst kannst Du anfangen, gezielt mit Bewegung und Atmung zu arbeiten.

- Mache die Bewegungen kombiniert mit der Atmung während jeder Wehe und so lange die Wehe andauert.
- In der Wehenpause kannst Du normal weiteratmen.
- Achte darauf, daß Du im Atemrhythmus bleibst: einatmen – 5 Sekunden Pause, ausatmen – 5 Sekunden Pause.
- Wenn Dir keine Hilfsperson die 5 Sekunden vorzählt, zähle sie selbst im Kopf.
- Wenn Du die Atempausen nicht mehr einhalten möchtest, laß sie nur nach dem Einatmen weg, behalte aber auf jeden Fall die Pause nach dem Ausatmen bei.
- Bestimme das Bewegungsausmaß selbst, aber forciere nicht; weniger bringt oft mehr.
- Kombiniere die Bewegungen mit der Atmung wie vorgeschrieben, denn das ist physiologisch richtig.
- Je fließender die Bewegungen, kombiniert mit der Atmung, sind, desto stärker ist die entspannende Wirkung.
- Achte im Stehen immer darauf, daß Du weich, leicht eingesackt in den Knien bist, dadurch ist der Beckenboden entspannter.
- Wenn Du sitzt, kniest oder im Vierfüßlerstand bist, öffne die Beine etwas weiter als hüftbreit, dadurch bleibt der Beckenboden weicher.
- Wenn der Preßdrang kommt, versuche das Baby eher beim Ausatmen hinauszuschieben, als es beim Einatmen hinauszupressen.
- Wenn Du im Knien oder im Vierfüßlerstand entbinden möchtest, sage es der Hebamme rechtzeitig, damit sie einen entsprechenden Ort vorbereiten kann.

ZILGREI-SELBSTBEHANDLUNGEN FÜR DIE GEBURT

Im Stehen und während des Laufens
SINGDROSSEL

Anwendungsperiode: In der Eröffnungsphase, sobald sich eine Wehe anbahnt.

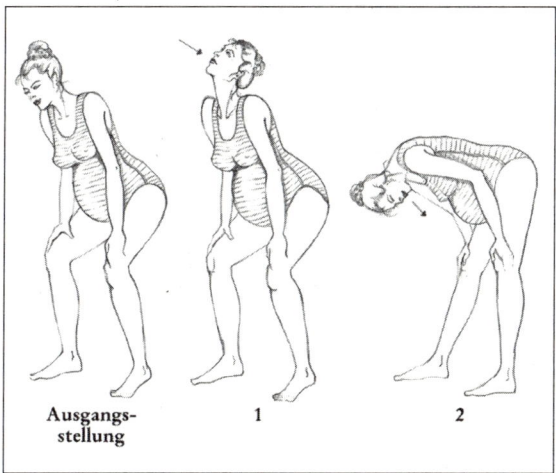

Ausgangs-stellung   1   2

Darauf mußt Du bei der Ausführung besonders achten:
– Stelle Dich breitbeinig hin und achte darauf, daß du einen festen Stand hast.
– Beuge die Knie, als wolltest Du in die Hocke gehen.
– Lege die Hände über den Knien auf die Oberschenkel und stütze Dein Körpergewicht in den Schultern ab.

– Konzentriere Dich darauf, bei der Kopfbewegung nach hinten einzuatmen und bei der Kopfbewegung nach vorn auszuatmen.
– Vergiß die 5-Sekunden-Atempause nach dem Ein- und Ausatmen nicht.

Ausführung der SINGDROSSEL

Ausgangsstellung: Stelle Dich wie abgebildet und beschrieben hin.

Schritt 1 Während Du einatmest (Bauch raus), richtest Du dich leicht auf, streckst den Kopf etwas nach hinten; halte die Luft an und zähle im Kopf: 1 Sekunde, 2 Sekunden, 3 Sekunden, 4 Sekunden, 5 Sekunden.

Schritt 2 Während Du ausatmest (Bauch rein), beugst Du Dich nach vorn, dabei strecken sich die Beine, und läßt den Kopf locker nach vorn fallen; mache wieder die 5-Sekunden-Atempause.

Wiederhole den gesamten Vorgang so lange, bis die Wehe vorüber ist.

Im Stehen und während des Laufens

SEIDENSCHWANZ

Anwendungsperiode: In der Eröffnungsphase, sobald sich eine Wehe anbahnt.

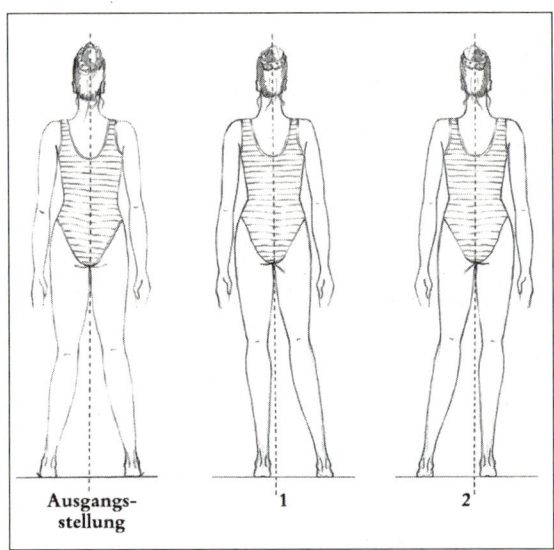

Ausgangs-stellung   1   2

Darauf mußt Du bei der Ausführung besonders achten:

– Stelle Dich breitbeinig hin und achte darauf, daß Du einen festen Stand hast.
– Sei locker in den Knien.
– Vergiß die 5-Sekunden-Atempause nach dem Ein- und Ausatmen nicht.

Ausführung des SEIDENSCHWANZ

Ausgangsstellung: Stelle Dich wie abgebildet und beschrieben hin.

Schritt 1	Während Du einatmest (Bauch raus), schiebst Du Deinen Körper so weit es angenehm ist nach links und verlagerst Dein Gewicht auf das linke Bein; halte 5 Sekunden lang die Luft an.
Schritt 2	Während Du ausatmest (Bauch rein), schiebst Du den Körper so weit es angenehm ist nach rechts und verlagerst Dein Gewicht auf das rechte Bein; mache wieder die 5-Sekunden-Atempause.

Du kannst den gesamten Ablauf auch mit der Bewegung nach rechts beginnen.

Wiederhole den gesamten Vorgang so lange, bis die Wehe vorüber ist.

BENGALIN

Anwendungsperiode: In der Eröffnungsphase, sobald sich eine Wehe anbahnt, in der Übergangsphase.

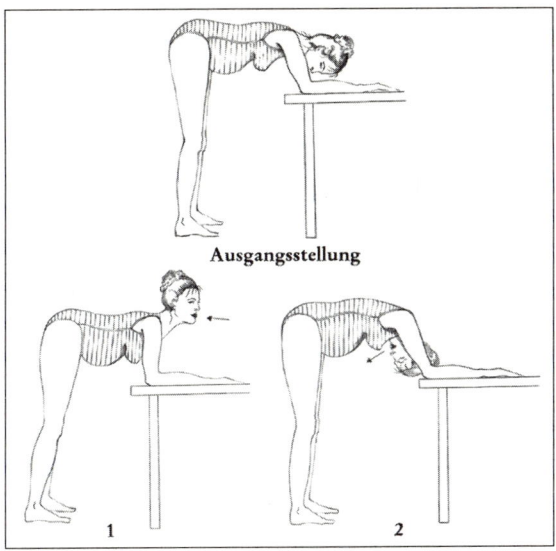

Ausgangsstellung

1

2

Darauf mußt Du bei der Ausführung besonders achten:

– Stelle Dich breitbeinig hin und achte darauf, daß Du einen festen Stand hast.
– Sacke leicht in die Knie, damit der Beckenboden weich bleibt.
– Lege die Unterarme auf einen Tisch oder auf das Kreißbett und stütze das Körpergewicht in den Schultern ab, ohne im Kreuz durchzusacken.

– Das Möbelstück, auf dem Du Dich aufstützt, soll nicht zu niedrig sein.
– Konzentriere Dich darauf, beim Schieben des Körpers nach vorn einzuatmen und beim Schieben nach hinten auszuatmen.
– Vergiß die 5-Sekunden-Atempause nach dem Ein- und Ausatmen nicht.

Ausführung des BENGALINS

Ausgangsstellung: Stelle Dich wie abgebildet und beschrieben hin, der Kopf ist möglichst in einer geraden Linie mit dem Rücken.

Schritt 1	Während Du einatmest (Bauch raus), schiebst Du den Körper so weit es angenehm ist nach vorn und streckst dabei den Kopf leicht nach hinten; halte die Luft 5 Sekunden lang an.
Schritt 2	Während Du ausatmest (Bauch rein), schiebst Du den Körper so weit es angenehm ist, aber ohne Dich zu verspannen, nach hinten und läßt den Kopf locker nach vorn fallen; mache wieder die 5-Sekunden-Atempause.

Wiederhole den gesamten Vorgang so lange, bis die Wehe vorüber ist.

RINGDROSSEL

Anwendungsperiode: In der Eröffnungsphase, sobald sich eine Wehe anbahnt.

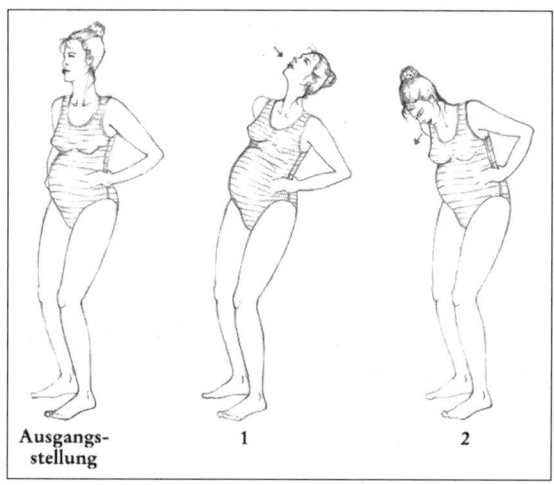

Ausgangs-
stellung 1 2

Darauf mußt Du bei der Ausführung besonders achten:
- Stelle Dich breitbeinig hin und achte darauf, daß Du einen festen Stand hast.
- Sei locker in den Knien.
- Lege die Hände auf die Hüften.
- Achte darauf, daß Du nur beim Einatmen nach hinten und beim Ausatmen nach vorne gehst, NIE umgekehrt.

- Laß den Kopf locker und spanne die Nacken- und Schultermuskeln nicht an.
- Die Bewegung ist wie ein leichtes Hin- und Herpendeln in Einklang mit der Atmung. Es ist nicht nötig, das Ausmaß der Bewegung zu übertreiben.
- Vergiß die 5-Sekunden-Atempause nach dem Ein- und Ausatmen nicht.

Ausführung der RINGDROSSEL

Ausgangsstellung: Stelle Dich wie abgebildet und beschrieben hin.

Schritt 1	Während Du einatmest (Bauch raus) streckst Du Kopf und Körper leicht nach hinten; halte die Luft 5 Sekunden lang an.
Schritt 2	Während Du ausatmest (Bauch rein), beugst Du den Kopf und Körper locker nach vorn; mache wieder die 5-Sekunden-Atempause.

Wiederhole den gesamten Vorgang so lange, bis die Wehe vorüber ist.

WASSERAMSEL

Anwendungsperiode: In der Eröffnungsphase, sobald sich eine Wehe anbahnt.

Darauf mußt Du bei der Ausführung besonders achten:

– Stelle Dich breitbeinig hin und achte darauf, daß Du einen festen Stand hast.
– Beuge die Knie leicht und halte sie locker.
– Lege Deine Hände auf eine Stuhllehne und stütze Dein Körpergewicht in den Schultern ab.
– Konzentriere Dich darauf, bei der Bewegung nach hinten einzuatmen und bei der Bewegung nach vorn auszuatmen.
– Vergiß die 5-Sekunden-Atempause nach dem Ein- und Ausatmen nicht.

Ausführung der WASSERAMSEL

Ausgangsstellung: Stelle Dich wie abgebildet hin.

Schritt 1	Während Du einatmest (Bauch raus), richte Dich auf, strecke den Kopf nach hinten und mache ein Hohlkreuz; halte die Luft 5 Sekunden lang an.
Schritt 2	Während Du ausatmest (Bauch rein), beuge Dich nach vorn, mache einen Rundrücken und laß den Kopf nach vorn fallen; mache die 5-Sekunden-Atempause.

Wiederhole den gesamten Vorgang so lange, bis die Wehe vorüber ist.

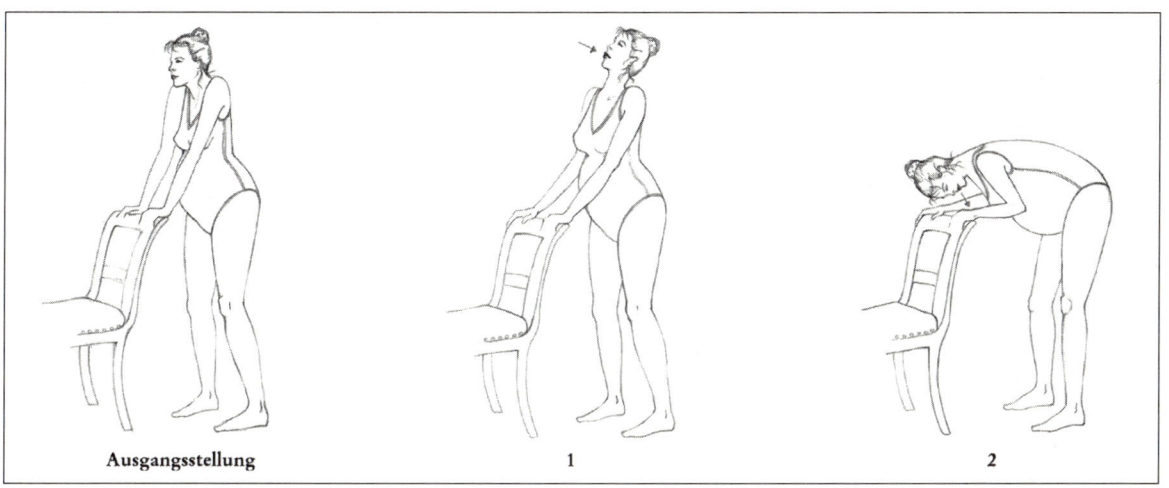

Ausgangsstellung   1   2

Im Sitzen

ROTDROSSEL

Anwendungsperiode: In der Eröffnungsphase, sobald sich eine Wehe anbahnt, in der Geburtsphase auf einem Gebärstuhl.

Darauf mußt Du bei der Ausführung besonders achten:
– Setze Dich breitbeinig möglichst auf einen Hocker ohne Lehne.
– Setze Dich etwas mehr an den vorderen Rand des Hockers, damit Du mehr Bewegungsfreiheit hast.
– Strecke Dich nur beim Einatmen nach hinten, und beuge Dich beim Ausatmen nach vorn, NIE umgekehrt.
– Bleib in der Halsmuskulatur und in den Schultern locker.
– Vergiß die 5-Sekunden-Atempause nach dem Ein- und Ausatmen nicht.

Ausführung der ROTDROSSEL

Ausgangsstellung: Setze Dich wie abgebildet hin.

Schritt 1 | Während Du einatmest (Bauch raus), streckst Du Kopf und Körper so weit wie es angenehm ist nach hinten; halte die Luft 5 Sekunden lang an.

Schritt 2 | Während Du ausatmest (Bauch rein), beugst Du dich nach vorn und läßt den Kopf locker nach vorn fallen; mache wieder die 5-Sekunden-Atempause.

Wiederhole den gesamten Vorgang so lange, bis die Wehe vorüber ist.

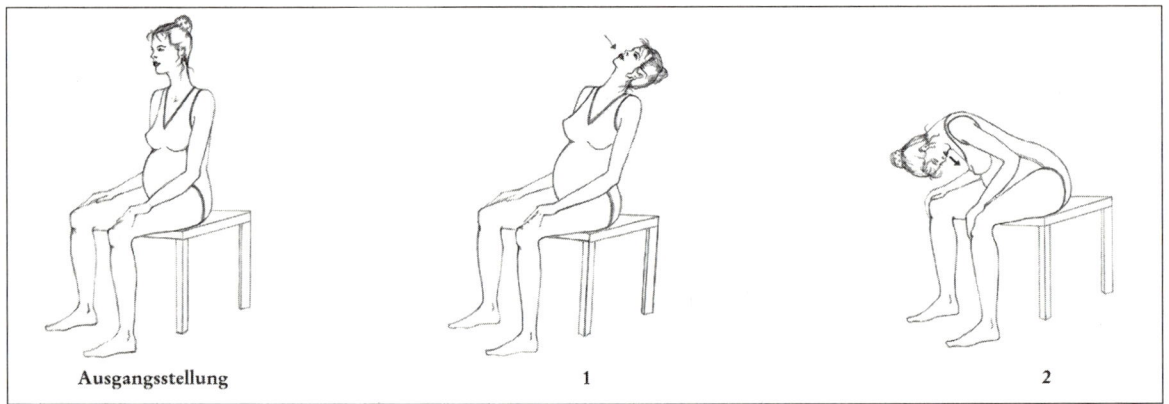

Ausgangsstellung   1   2

PRACHTTAUCHER

Anwendungsperiode: In der Eröffnungsphase, sobald sich eine Wehe anbahnt.

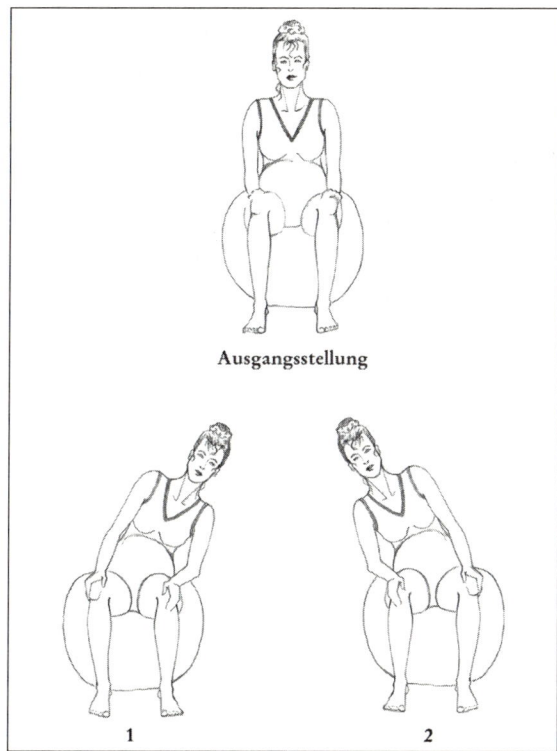

Ausgangsstellung

1   2

ist, daß sich Dein Becken beweglicher anfühlt. Du kannst ihn auch für andere Übungen im Sitzen benutzen.

– Sitze sicher und trotzdem entspannt; Du sollst nicht das Gefühl haben, mit der Gesäßmuskulatur den Ball festhalten zu müssen.
– Stütze Dich mit den Händen auf den Oberschenkeln ab.
– Vergiß die 5-Sekunden-Atempause nach dem Ein- und Ausatmen nicht.

Ausführung des PRACHTTAUCHERS

Ausgangsstellung: Setze Dich wie abgebildet und beschrieben auf einen Petziball.

Schritt 1   Während Du einatmest (Bauch raus), lehnst Du Dich nach links und verlagerst Dein Gewicht auf die linke Gesäßhälfte; halte den Atem 5 Sekunden lang an.

Schritte 2   Während Du ausatmest (Bauch rein), lehnst Du Dich nach rechts und verlagerst Dein Gewicht auf die rechte Gesäßhälfte; mache wieder die 5-Sekunden-Atempause.

Darauf mußt Du bei der Ausführung besonders achten:
– Setze Dich breitbeinig auf einen Petziball, der nicht zu prall aufgepumpt ist. Der Vorteil des Petziballs

Wiederhole den gesamten Vorgang so lange, bis die Wehe vorüber ist.

Im Knien

ZIMTROLLER

Anwendungsperiode: In der Eröffnungsphase, sobald sich eine Wehe anbahnt.

– In den Wehenpausen kannst Du Dich ausruhen, indem Du Dich auf die Fersen setzt.

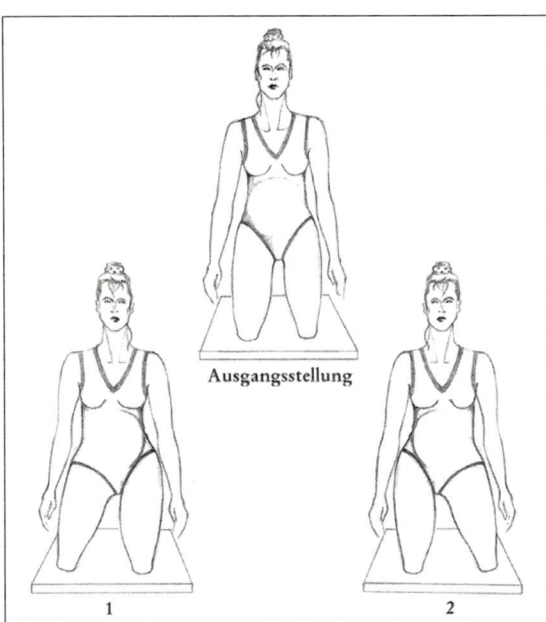

Ausgangsstellung

1   2

Darauf mußt Du bei der Ausführung besonders achten:

– Knie Dich breitbeinig auf eine weiche Unterlage, damit Dir die Knie nicht weh tun; Du verspannst Dich sonst.

– Oberkörper und Rücken sind gerade.

– Vergiß die 5-Sekunden-Atempause nach dem Ein- und Ausatmen nicht.

Ausführung des ZIMTROLLERS

Ausgangsstellung: Knie Dich wie abgebildet und beschrieben auf eine weiche Unterlage.

Schritt 1   Während Du einatmest (Bauch raus), verlagerst Du Dein Gewicht auf die linke Körperseite; halte die Luft 5 Sekunden lang an.

Schritt 2   Während Du ausatmest (Bauch rein), verlagerst Du Dein Gewicht auf die rechte Körperseite; mache wieder die 5-Sekunden-Atempause.

Wiederhole den gesamten Vorgang so lange, bis die Wehe vorüber ist.

Wenn es Dir bequemer ist, während des gesamten Ablaufs auf den Fersen zu hocken, kannst Du die Stellung ohne weiteres entsprechend ändern. Achte dann aber darauf, daß Du die Beine nur hüftbreit öffnest, weil es sonst schwer ist, das Gewicht von der einen auf die andere Seite zu verlagern. Diese Stellung kannst Du dann auch recht gut in der Übergangs- und Geburtsphase anwenden.

Im Knien

FITIS

Anwendungsperiode: In der Eröffnungs-, in der Übergangs- und Austreibungsphase, während der Wehen.

Darauf mußt Du bei der Ausführung besonders achten:
- Knie Dich breitbeinig auf eine weiche Unterlage, damit Dir die Knie nicht weh tun; Du verspannst Dich sonst.
- Der Hocker oder Stuhl darf nicht zu hoch sein.
- Nimm soviel Gewicht wie möglich in die Schultern, ohne Dich zu verspannen.
- Wenn Du in dieser Stellung entbinden möchtest, benachrichtige die Hebamme rechtzeitig, damit sie die nötigen Vorbereitungen treffen kann.
- Vergiß die 5-Sekunden-Atempause nach dem Ein- und Ausatmen nicht.
- Versuche in der Austreibungsphase während der Atempause nach dem Ausatmen zu schieben.

Ausführung des FITIS

Ausgangsstellung: Knie Dich wie abgebildet hin.

Schritt 1   Während Du einatmest (Bauch raus), richtest Du Dich auf, gehst leicht ins Hohlkreuz und streckst den Kopf leicht nach hinten; halte die Luft 5 Sekunden lang an.

Schritt 2   Während Du ausatmest (Bauch rein), schiebst Du Deinen Körper nach hinten und läßt den Kopf locker hängen; mache wieder die 5-Sekunden-Atempause.

Wiederhole den gesamten Vorgang so lange, bis die Wehe vorüber ist.

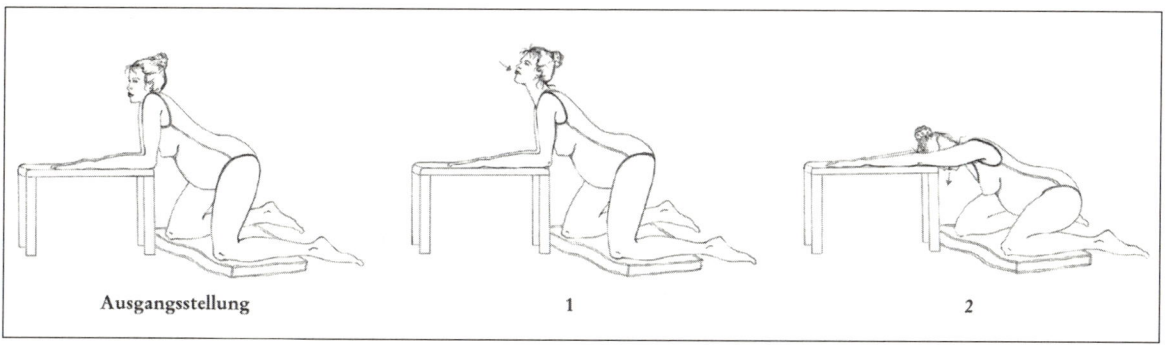

Ausgangsstellung   1   2

BLAUMERLE

Anwendungsperiode: In der Eröffnungsphase, in der Übergangs- und Austreibungsphase, während der Wehen. Besonders geeignet, um Verspannungen zu lösen, den Beckenboden und Muttermund weich zu machen, Kreuzschmerzen zu lindern.

Darauf mußt Du bei der Ausführung besonders achten:

– Gehe hüft- und schulterbreit auf einer weichen Unterlage in den Vierfüßlerstand.

– Arme und Oberschenkel sind möglichst parallel und senkrecht.

– Der Kopf ist möglichst in einer Linie mit dem Rücken.

– Wenn Du in dieser Stellung entbinden möchtest, benachrichtige die Hebamme rechtzeitig, damit sie die nötigen Vorbereitungen treffen kann.

– Vergiß die 5-Sekunden-Atempause nach dem Ein- und Ausatmen nicht.

– Versuche in der Austreibungsphase, wenn Du Preßdrang bekommst, während der Atempause nach dem Ausatmen zu schieben.

Ausführung der BLAUMERLE

Ausgangsstellung: Nimm wie abgebildet und beschrieben den Vierfüßlerstand auf einer weichen Unterlage ein.

Schritt 1   Während Du einatmest (Bauch raus), schiebst Du Deinen Körper ein wenig nach vorn, so daß Du leicht ins Hohlkreuz gehst. Wenn Du willst, kannst Du dabei den Kopf leicht anheben; halte die Luft 5 Sekunden lang an.

Schritt 2   Während Du ausatmest (Bauch rein), schiebst Du den Körper nach hinten und läßt den Kopf entweder locker hängen oder hältst ihn gerade wie abgebildet; mache wieder die 5-Sekunden-Atempause.

Wiederhole den gesamten Vorgang so lange, bis die Wehe vorüber ist.

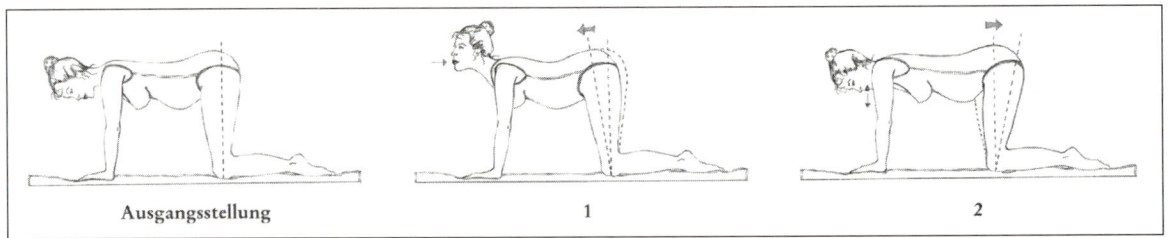

Ausgangsstellung   1   2

GRÜNSPECHT

Anwendungsperiode: In der Eröffnungsphase, in der Übergangs- und Austreibungsphase, während der Wehen. Besonders geeignet, um Verspannungen zu lösen, den Beckenboden und Muttermund weich zu machen, Kreuzschmerzen zu lindern.

Darauf mußt Du bei der Ausführung besonders achten:
- Knie Dich auf eine weiche Unterlage, und stütze Dich schulterbreit auf den Unterarmen ab.
- Öffne die Beine so weit, daß Dein Bauch bequem dazwischen paßt.
- Der Rücken ist möglichst gerade und der Kopf in der Ausgangsstellung in einer Linie mit dem Rücken.
- Laß das Kreuz nicht durchhängen.
- Wenn Du in dieser Stellung entbinden möchtest, benachrichtige die Hebamme rechtzeitig, damit sie die nötigen Vorbereitungen treffen kann.
- Vergiß die 5-Sekunden-Atempause nach dem Ein- und Ausatmen nicht.
- Versuche in der Austreibungsphase während der Atempause nach dem Ausatmen zu schieben.

Ausführung des GRÜNSPECHTS

Ausgangsstellung: Nimm wie abgebildet und beschrieben den Vierfüßlerstand auf einer weichen Unterlage ein.

Schritt 1   Während Du einatmest (Bauch raus), schiebst Du Deinen Körper ein wenig nach vorn. Wenn Du willst, kannst Du dabei den Kopf leicht anheben; halte die Luft 5 Sekunden lang an.

Schritt 2   Während Du ausatmest (Bauch rein), schiebst Du Deinen Körper so weit Du möchtest nach hinten und läßt den Kopf dabei locker hängen; mache wieder die 5-Sekunden-Atempause.

Wiederhole den gesamten Vorgang so lange, bis die Wehe vorüber ist.

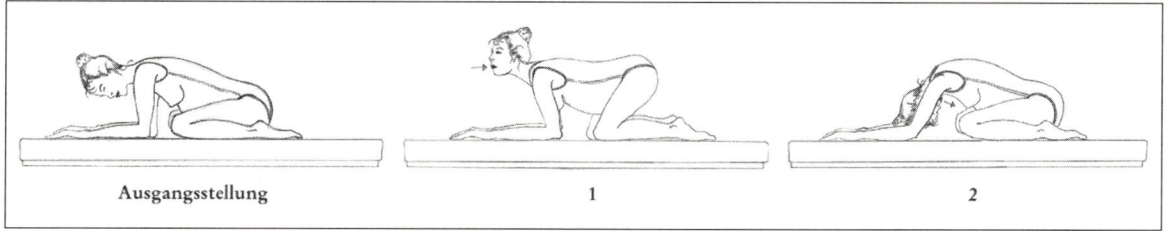

Ausgangsstellung   1   2

Im Vierfüßlerstand
Im Vierfüßlerstand

BRAUTENTE

Anwendungsperiode: In der Eröffnungsphase, in der Übergangsphase, während der Wehen. Besonders geeignet, um Verspannungen zu lösen, den Beckenboden und Muttermund weich zu machen, Kreuzschmerzen zu lindern.

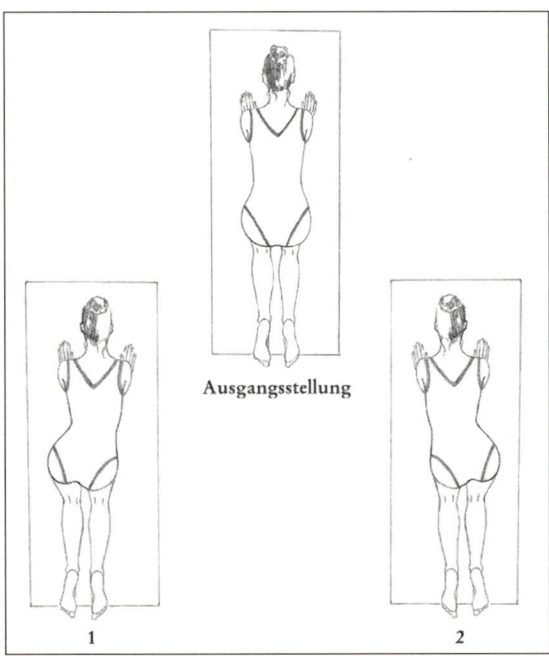

Ausgangsstellung

1   2

Darauf mußt Du bei der Ausführung besonders achten:
– Gehe hüft- und schulterbreit auf einer weichen Unterlage in den Vierfüßlerstand.

– Arme und Oberschenkel sind möglichst parallel und senkrecht. Siehe die Stellung aus der Seitenansicht bei der BLAUMERLE, Seite 114.
– Der Kopf ist möglichst in einer Linie mit dem Rücken.
– Laß das Kreuz nicht durchhängen.
– Vergiß die 5-Sekunden-Atempause nach dem Ein- und Ausatmen nicht.

Ausführung der BRAUTENTE

Ausgangsstellung: Nimm wie abgebildet und beschrieben den Vierfüßlerstand auf einer weichen Unterlage ein.

Schritt 1 Während Du einatmest (Bauch raus), schiebst Du das Gesäß nach links und verlagerst das Gewicht auf das linke Knie; halte die Luft 5 Sekunden lang an.

Schritt 2 Während Du ausatmest (Bauch rein), schiebst Du das Gesäß nach rechts und verlagerst das Gewicht auf das rechte Knie; mache wieder die 5-Sekunden-Atempause.

Wiederhole den gesamten Vorgang so lange, bis die Wehe vorüber ist.

ZILGREI-ÜBUNGEN ZU ZWEIT FÜR DIE GEBURT

Zweifellos ist das Geburtsgeschehen für die meisten Frauen leichter zu bewältigen, wenn sie durch den aktiven Beistand und die Mithilfe des Mannes unterstützt werden. Die emotionale Bindung, gewachsen durch das tiefe, gemeinsam erlebte seelische Ereignis, führt häufig dazu, daß sich die junge Familie von Anbeginn als eng verbundene Einheit erfährt.

Abgesehen von der moralischen Unterstützung, die die Frau allein durch die Anwesenheit des Mannes erfährt, ist das Erlebnis befriedigender, wenn beide das Geschehen aktiv beeinflussen können. Diese Möglichkeit ist bei der Zilgrei-Methode hervorragend gegeben, wie Du aus den nachfolgenden sogenannten »Partnerübungen« ersehen wirst.

Nicht alle werdenden Mütter haben die Möglichkeit, den Vater ihres Kindes bei der Geburt dabei zu haben. Früher waren es Kriegerwitwen, die ihre Kinder ohne den Vater zur Welt brachten; heute sind es oft Singles, die sich für ein Kind, nicht aber für ein traditionelles Familienleben entscheiden. Wie immer auch die Situation ist, ich empfehle Dir, eine Freundin oder ein Familienmitglied in den Geburtsvorbereitungskurs mitzunehmen, damit Dir bei der Geburt jemand beisteht. Nicht nur aus psychischer, auch aus rein praktischer Sicht ist das für Dich ein Vorteil. Du wirst zwar im Kreißsaal von einer Hebamme betreut werden, sie wird periodisch nachschauen, daß alles seinen richtigen Lauf nimmt, und sie wird Dir natürlich in der Übergangs- und Austreibungsphase beistehen. Aber während der Eröffnungsphase, bis sich der Muttermund weit genug geöffnet hat, bist Du hauptsächlich auf Dich selbst gestellt, und da ist die Anwesenheit einer Hilfsperson sehr beruhigend.

Bei den Partnerübungen nach Zilgrei besteht die wichtigste Hilfe in erster Linie in der Ansage des Atmungsrhythmus.

Ich erinnere mich an eine Frau, die mir erzählte: »Ich brauchte gar nicht zu überlegen, was ich machen mußte. Ich hörte seine Stimme, die mir ruhig und fest sagte, einatmen, 1 Sekunde, 2 Sekunden, 3 Sekunden, 4 Sekunden, 5 Sekunden – ausatmen, 1 Sekunde, 2 Sekunden, 3 Sekunden, 4 Sekunden, 5 Sekunden. Ich konnte mich gar nicht verlieren; ich folgte seiner Stimme wie einem roten Faden, der mich zum goldenen Tor führte.«

Die zweite Hilfe erfolgt durch die Anleitung zur atemkonformen Bewegung. Die Hilfsperson wird Dich dabei mit geeigneten Stellungen oder Handgriffen unterstützen.

Die nachfolgenden Abbildungen sind wieder nur Angebote und Möglichkeiten. In Anlehnung an die Zilgrei-spezifische Kombination von Atmung und Bewegung kannst Du Dir mit Deinem Partner andere Übungen einfallen lassen. Ich empfehle Euch, schon während der Schwangerschaft zu üben, damit Ihr bei der Geburt gut aufeinander eingespielt seid.

Die Partnerübungen haben Baumnamen, um sie von den anderen Übungen, die Du allein ausführst, zu unterscheiden. Vielleicht empfindest du die Namen am Anfang als störend, aber Du wirst Dich sicher bald damit anfreunden. Außerdem erleichtern sie die Verständigung im Geburtsvorbereitungskurs.

<u>EIBE</u>

Anwendungsperiode: In der Eröffnungsphase, in der Übergangs- und Austreibungsphase, während der Wehen. Besonders geeignet, um Verspannungen zu lösen, den Beckenboden und Muttermund weich zu machen, Kreuzschmerzen zu lindern.

Darauf mußt Du bei der Ausführung achten:
– Gehe hüft- und schulterbreit auf einer weichen Unterlage in den Vierfüßlerstand.
– Arme und Oberschenkel sind möglichst parallel und senkrecht.

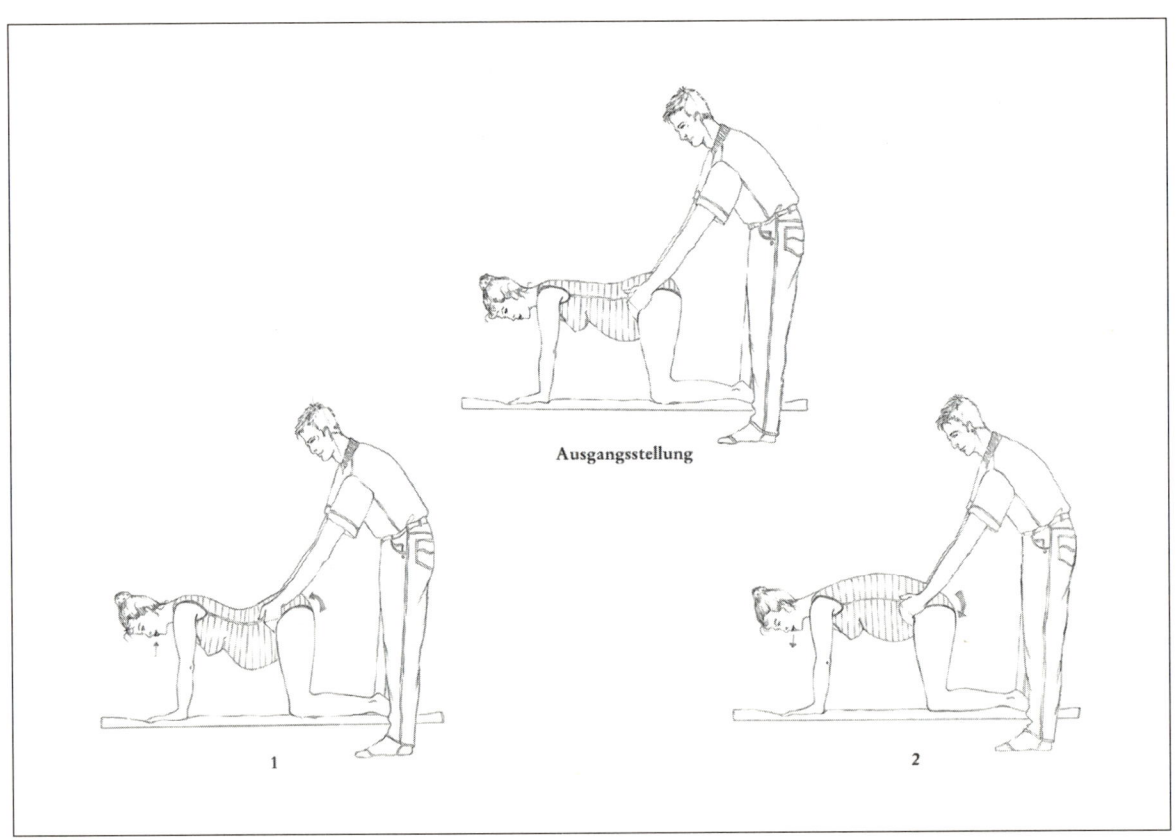

Ausgangsstellung

1

2

- Der Kopf ist möglichst in einer Linie mit dem Rücken.
- Wenn Du in dieser Stellung entbinden möchtest, benachrichtige die Hebamme rechtzeitig, damit sie die nötigen Vorbereitungen treffen kann.
- Vergiß die 5-Sekunden-Atempause nach dem Ein- und Ausatmen nicht.
- Versuche in der Austreibungsphase während der Atempause nach dem Ausatmen zu schieben.

Darauf muß die Hilfsperson achten:
- Stehen Sie hinter der Frau.
- Legen Sie die Hände an die beiden Seiten des Beckenkamms der Frau.
- Die Daumen zeigen nach hinten, die vier Finger umschließen den Beckenkamm vorn, das Becken wird nach vorn gekippt (leichtes Hohlkreuz), wenn die Frau einatmet.
- Die vier Finger zeigen nach hinten, die Daumen liegen vorne am Beckenkamm, das Becken wird nach hinten gekippt (leichter Rundrücken), wenn die Frau ausatmet.
- Das Becken wird sanft geführt, nicht gedrückt. Passen Sie sich den Wünschen der Frau an.
- Geben Sie laut den Atmungsrhythmus an, und zählen Sie die Sekunden der Atempausen vor.

Ausführung der EIBE

Ausgangsstellung: Nehmt die Stellung wie abgebildet und beschrieben ein.

Schritt 1   Während Du einatmest (Bauch raus), kippt die Hilfsperson Dein Becken sanft nach vorne, so daß Du leicht ins Hohlkreuz gehst. Wenn Du willst, kannst Du dabei den Kopf leicht anheben; halte die Luft an, während die Hilfsperson zählt: 1 Sekunde, 2 Sekunden, 3 Sekunden, 4 Sekunden, 5 Sekunden.

Schritt 2   Während Du ausatmest (Bauch rein), kippt die Hilfsperson Dein Becken sanft nach hinten, so daß Du einen leichten Rundrücken machst; laß den Kopf entweder locker hängen, oder aber halte ihn – wie hier abgebildet – gerade; mache die Atempause, während die Hilfsperson die 5 Sekunden zählt.

Wiederholt den gesamten Vorgang so lange, bis die Wehe vorüber ist.

Partnerübung

MAGNOLIE

Anwendungsperiode: In der Eröffnungsphase, beim Laufen oder Stehen, sobald sich eine Wehe anbahnt.

Darauf mußt Du bei der Ausführung besonders achten:
– Stelle Dich breitbeinig hin und achte darauf, daß Du einen festen Stand hast.
– Sei locker in den Knien.
– Achte darauf, daß Du nur beim Einatmen nach hinten gehst und beim Ausatmen nach vorne, NIE umgekehrt.

– Laß den Kopf locker und spanne nicht die Nacken- und Schultermuskeln an.
– Die Bewegung ist wie ein leichtes Hin- und Herpendeln in Einklang mit der Atmung. Es ist nicht nötig, das Ausmaß der Bewegung zu übertreiben.
– Vergiß die 5-Sekunden-Atempause nach dem Ein- und Ausatmen nicht.

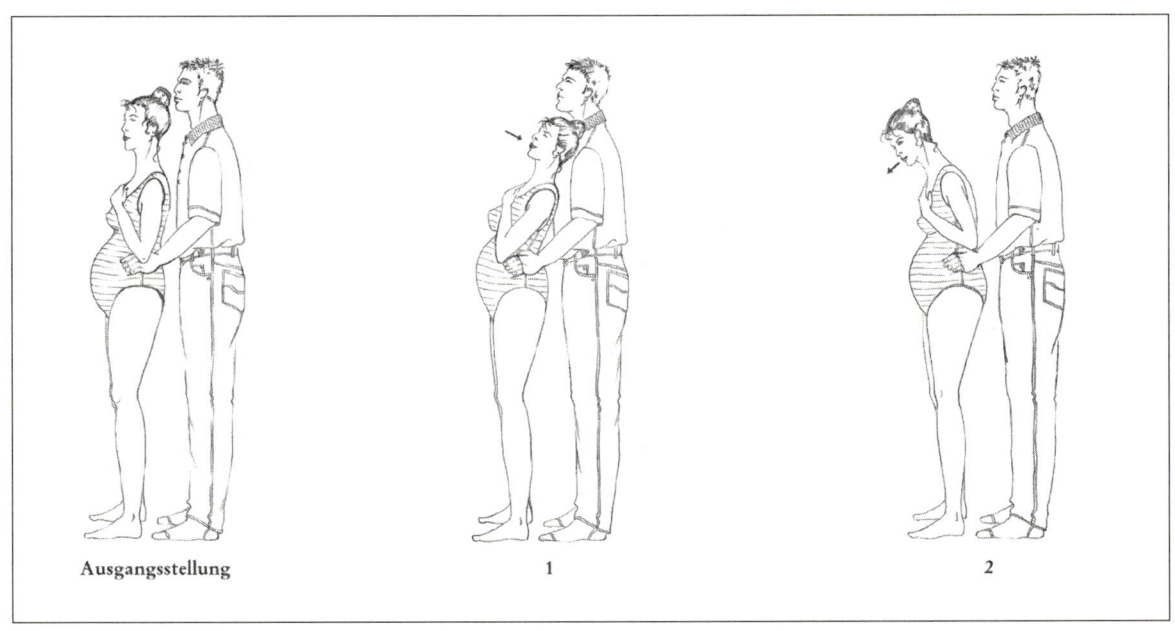

Ausgangsstellung   1   2

Darauf muß die Hilfsperson achten:

– Stehen Sie so nahe hinter der Frau, daß ihr Kopf an Ihrer Schulter ruht, wenn sie sich nach hinten streckt.
– Führen Sie sie, und geben Sie Ihr Sicherheit mit Ihren Händen.
– Lassen Sie sie das Bewegungsmaß selbst bestimmen.
– Geben Sie ihr laut den Atmungsrhythmus an, und zählen Sie die Sekunden vor.

Ausführung der MAGNOLIE

Ausgangsstellung: Nehmt die Stellung wie abgebildet und beschrieben ein.

Schritt 1	Während Du einatmest (Bauch raus), streckst Du Kopf und Körper leicht nach hinten; halte die Luft an; während die Hilfsperson zählt: 1 Sekunde, 2 Sekunden, 3 Sekunden, 4 Sekunden, 5 Sekunden.
Schritt 2	Während Du ausatmest (Bauch rein), beugst Du Kopf und Körper locker nach vorn; mache die Atempause, während die Hilfsperson die 5 Sekunden zählt.

Wiederholt den gesamten Vorgang so lange, bis die Wehe vorüber ist.

Partnerübung

MIMOSE

Anwendungsperiode: In der Eröffnungsphase auf einem Petziball, während der Übergangs- und Geburtsphase auf einem Gebärstuhl, wenn sich eine Wehe anbahnt.

Darauf mußt Du bei der Ausführung besonders achten:
– Setze Dich breitbeinig möglichst auf den nicht zu prall aufgepumpten Petziball oder auf den Gebärhocker.
– Setze Dich etwas mehr an den vorderen Rand des Petziballs, damit Du mehr Bewegungsfreiheit hast.
– Halte den Rücken gerade und sacke nicht zusammen.

– Strecke Dich beim Einatmen nach hinten, und beuge Dich beim Ausatmen nach vorn, NIE umgekehrt.
– Bleibe in der Halsmuskulatur und in den Schultern locker.
– Vergiß die 5-Sekunden-Atempause nach dem Ein- und Ausatmen nicht.
– Wenn Du in dieser Stellung auf dem Gebärstuhl entbinden möchtest, benachrichtige die Hebamme rechtzeitig, damit sie die nötigen Vorbereitungen treffen kann.
– Versuche in der Austreibungsphase, wenn Du Preßdrang verspürst, während der Atempause nach dem Ausatmen zu schieben.

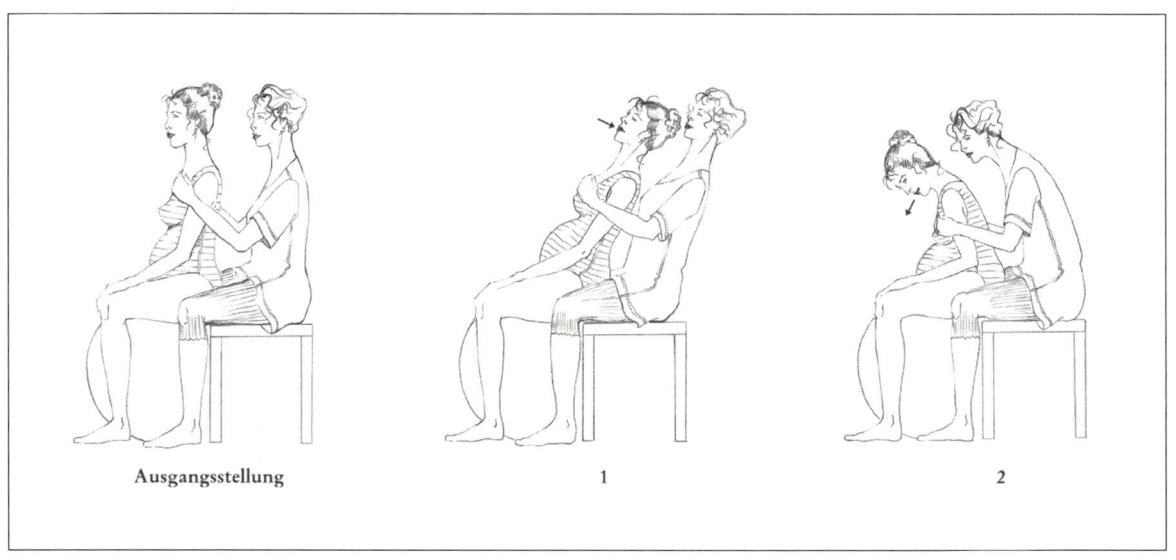

Ausgangsstellung   1   2

Darauf muß die Hilfsperson achten:

– Setzen Sie sich so nah hinter die Frau, daß sie nicht vom Ball herunterrollen kann, aber trotzdem Bewegungsfreiheit nach hinten hat.
– Führen Sie sie, indem Sie die Bewegungen nach hinten und nach vorn mitmachen.
– Lassen Sie die Frau das Bewegungsausmaß bestimmen, aber achten Sie darauf, daß sie sich nicht verspannt.
– Geben Sie ihr laut den Atmungsrhythmus an, und zählen Sie die Sekunden vor.

Ausführung der MIMOSE

Ausgangsstellung: Setzt Euch aufrecht und entspannt, wie abgebildet und beschrieben, hin.

Schritt 1 Während Du einatmest (Bauch raus), streckst Du Kopf und Körper so weit wie es angenehm ist nach hinten; die Hilfsperson zählt die Atempause: 1 Sekunde, 2 Sekunden, 3 Sekunden, 4 Sekunden, 5 Sekunden.

Schritt 2 Während Du ausatmest (Bauch rein), beugst Du Dich nach vorn und läßt den Kopf locker nach vorn fallen; die Hilfsperson zählt wieder die 5-Sekunden-Atempause.

Wiederholt den gesamten Vorgang so lange, bis die Wehe vorüber ist.

Partnerübung

WEISSDORN

Anwendungsperiode: In der Eröffnungsphase, während der Übergangs- und Geburtsphase, wenn sich eine Wehe anbahnt.

Darauf mußt Du bei der Ausführung besonders achten:
- Knie Dich auf einer weichen Unterlage zwischen die Oberschenkel der Hilfsperson.
- Stütze Dein Körpergewicht soweit wie möglich auf ihren Schenkeln ab, lege Deinen Kopf auf einen der Schenkel und umfasse ihre Hüften.
- Halte den Rücken gerade und sacke nicht zusammen.

- Mache beim Einatmen ein leichtes Hohlkreuz und beim Ausatmen einen leichten Rundrücken, NIE umgekehrt.
- Bleib in der Halsmuskulatur und in den Schultern locker.
- Vergiß die 5-Sekunden-Atempause nach dem Ein- und Ausatmen nicht.
- Wenn Du in dieser Stellung entbinden möchtest, benachrichtige die Hebamme rechtzeitig, damit sie die nötigen Vorbereitungen treffen kann.
- Versuche in der Austreibungsphase, wenn Du Preßdrang verspürst, während der Atempause nach dem Ausatmen zu schieben.

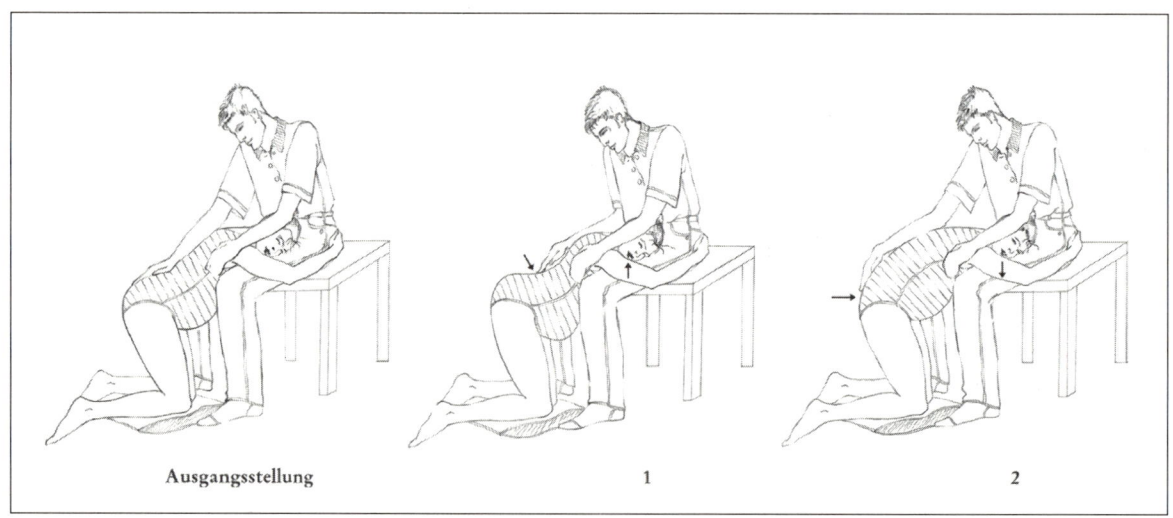

Ausgangsstellung   1   2

Darauf muß die Hilfsperson achten:

- Setzen Sie sich so hin, daß Sie entspannt sind, denn Ihre eventuelle Verkrampfung überträgt sich sonst auf die Frau.
- Unterstützen Sie sie, indem Sie ihr beim Einatmen die Kreuzbeinbasis und beim Ausatmen die Kreuzbeinspitze massieren.
- Lassen Sie sie das Bewegungsausmaß bestimmen, aber achten Sie darauf, daß sie sich nicht verspannt.
- Geben Sie ihr laut den Atmungsrhythmus an, und zählen Sie die Sekunden vor.

Ausführung des WEISSDORNS

Ausgangsstellung: Setzt Euch wie abgebildet und beschrieben hin.

Schritt 1	Während Du einatmest (Bauch raus), gehst Du leicht ins Hohlkreuz; die Hilfsperson massiert Dir den Bereich der Kreuzbeinbasis und zählt die Atempause: 1 Sekunde, 2 Sekunden, 3 Sekunden, 4 Sekunden, 5 Sekunden.
Schritt 2	Während Du ausatmest (Bauch rein), machst du ein leichtes Rundkreuz; die Hilfsperson massiert Dir den Bereich der Kreuzbeinspitze und zählt wieder die 5-Sekunden-Atempause.

Wiederholt den gesamten Vorgang so lange, bis die Wehe vorüber ist.

Partnerübung

AKAZIE

Anwendungsperiode: In der Eröffnungsphase, während der Übergangs- und Geburtsphase, wenn sich eine Wehe anbahnt.

Darauf mußt Du bei der Ausführung achten:
- Hocke Dich breitbeinig auf die flachen Fußsohlen, keinesfalls auf die Fußspitzen.
- Trage am besten Stoffschuhe mit dünnen Gummisohlen, damit Du guten Bodenkontakt hast.
- Du mußt vollkommen entspannt sein; die Hilfsperson hält Dich in dieser Stellung, nicht Du durch Muskelanspannung.

- Achte darauf, daß sowohl für Dich als auch für Deine Hilfsperson der Griff fest und auch bequem ist, sonst kannst Du Dich nicht richtig entspannen.
- Halte den Rücken gerade und sacke nicht zusammen.
- Strecke beim Einatmen den Kopf etwas zurück und richte Dich leicht auf; laß beim Ausatmen den Kopf locker nach vorn fallen, und beuge Dich nach vorn.
- Bleibe in der Halsmuskulatur und in den Schultern locker.

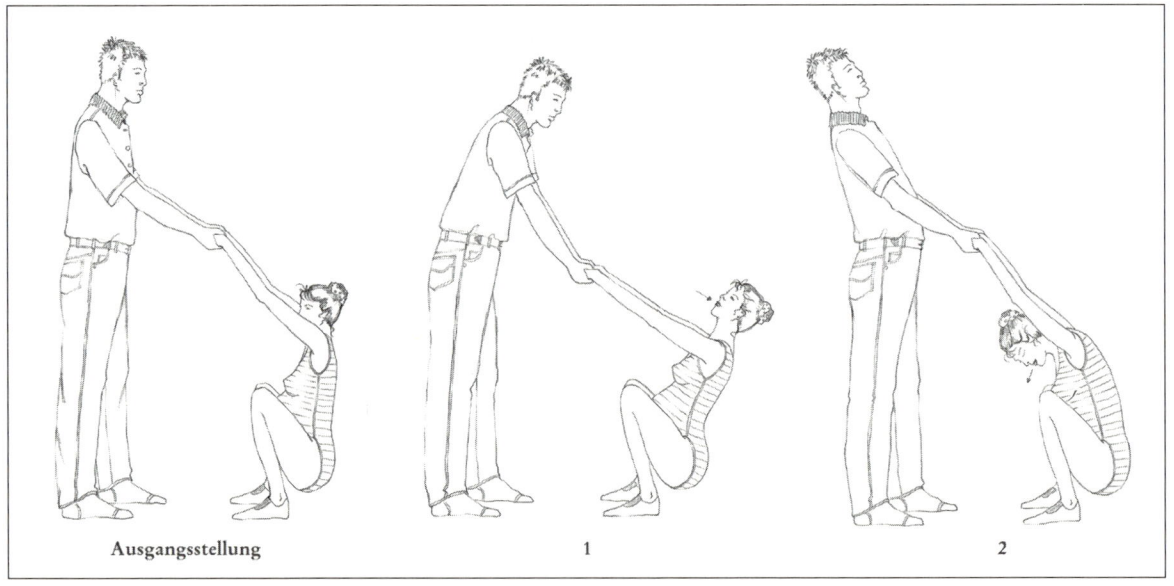

Ausgangsstellung   1   2

- Vergiß die 5-Sekunden-Atempause nach dem Ein- und Ausatmen nicht.
- Wenn Du in dieser Stellung entbinden möchtest, benachrichtige die Hebamme rechtzeitig, damit sie die nötigen Vorbereitungen treffen kann.
- Versuche in der Austreibungsphase, wenn Du Preßdrang verspürst, während der Atempause nach dem Ausatmen zu schieben.

Darauf muß die Hilfsperson achten:

- Stellen Sie die Beine so weit auseinander (ein Bein leicht vorgestellt), daß Sie einen guten, sicheren Stand haben.
- Stehen Sie so, daß Sie entspannt sind, denn Ihre eventuelle Verkrampfung überträgt sich sonst auf die Frau.
- Unterstützen Sie die Frau beim Einatmen, indem Sie Ihr Gewicht auf Ihr vorderes Bein verlagern und etwas nachgeben; und beim Ausatmen, indem Sie Ihr Gewicht auf Ihr hinteres Bein verlagern und sie ein wenig zu sich heranziehen.
- Lassen Sie die Frau das Bewegungsmaß bestimmen, aber achten Sie darauf, daß sie sich nicht verspannt.
- Geben Sie ihr laut den Atmungsrhythmus an, und zählen Sie die Sekunden vor.

Ausführung der AKAZIE

Ausgangsstellung: Nehmt die Stellung wie abgebildet und beschrieben ein.

Schritt 1	Während Du einatmest (Bauch raus), richtest Du Dich leicht auf und streckst den Kopf nach hinten; die Hilfsperson verlagert ihr Gewicht leicht nach vorn und zählt die Atempause: 1 Sekunde, 2 Sekunden, 3 Sekunden, 4 Sekunden, 5 Sekunden.
Schritt 2	Während Du ausatmest (Bauch rein), läßt Du den Kopf locker nach vorn fallen; die Hilfsperson verlagert ihr Gewicht leicht nach hinten und zählt wieder die 5-Sekunden-Atempause.

Wiederholt den gesamten Vorgang so lange, bis die Wehe vorüber ist.

WEISSSTORCH

Anwendungsperiode: In der Übergangs- und Geburtsphase, während der Wehen.

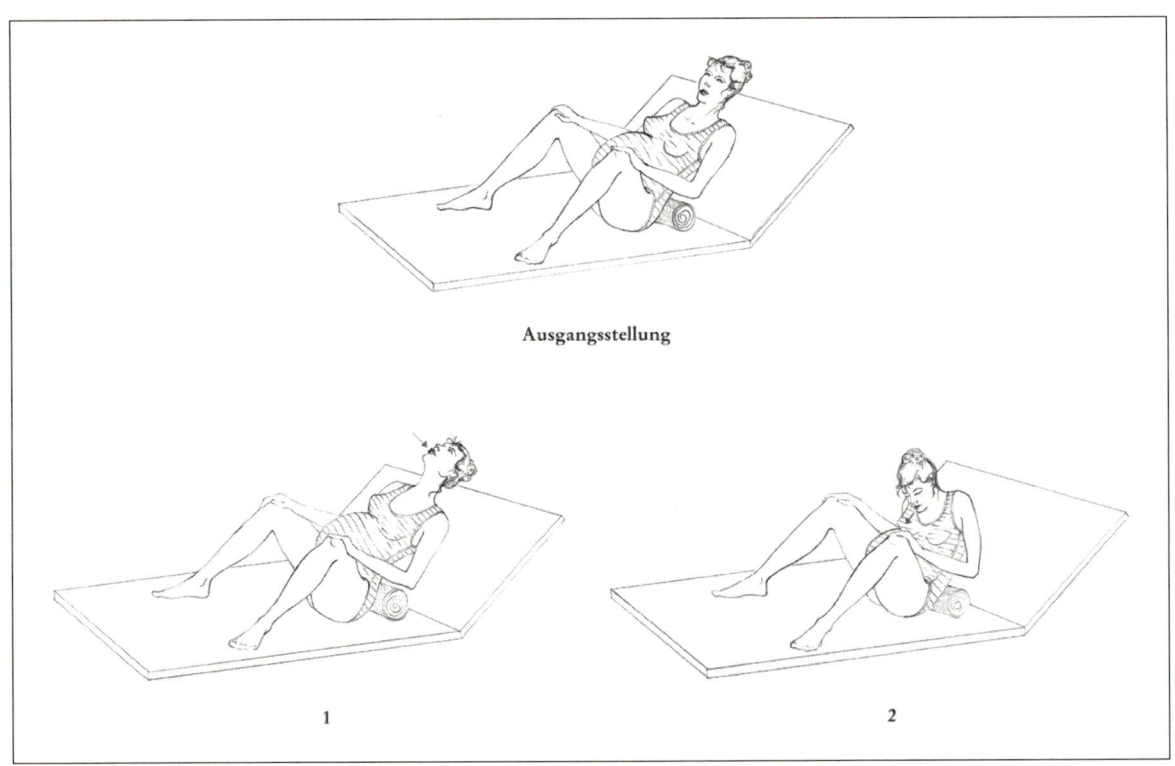

Ausgangsstellung

1

2

Darauf mußt Du bei der Ausführung besonders achten:

- Laß Dir die Rückenlehne vom Kreißbett so einstellen, daß Du halb sitzt, Dich aber noch nach hinten strecken kannst.
- Lege Dir unter das Kreuzbein ein fest zusammengerolltes Gesichtshandtuch oder einen größeren Gummiball, über die Du das Becken praktisch abrollst.
- Atme ein, wenn Du Dich nach hinten streckst, und atme aus, wenn Du nach vorne rollst, NIE umgekehrt.
- Halte die Beine locker geöffnet; wenn Du in der Stellung ermüdest, laß Dir eventuell zu beiden Seiten der Beine Kissen unterlegen.
- Vergiß die 5-Sekunden-Atempause nach dem Ein- und Ausatmen nicht.
- Versuche in der Austreibungsphase, wenn Du Preßdrang verspürst, während der Atempause nach dem Ausatmen zu schieben.

Ausführung des WEISSSTORCHS
(ohne Partner)

Ausgangsstellung: Setze Dich wie abgebildet und beschrieben auf das Kreißbett.

Schritt 1   Während Du einatmest (Bauch raus), stellst Du das Becken auf, gehst leicht ins Hohlkreuz und streckst den Kopf nach hinten; halte die Luft 5 Sekunden lang an.

Schritt 2   Während Du ausatmest (Bauch rein), rollst Du Dich zum Rundrücken nach vorn und beugst den Kopf auf die Brust; mache wieder die 5-Sekunden-Atempause.

Wiederhole den Vorgang so lange, bis die Wehe vorüber ist.

SINGSCHWAN

Anwendungsperiode: In der Übergangs- und Geburtsphase, während der Wehen.

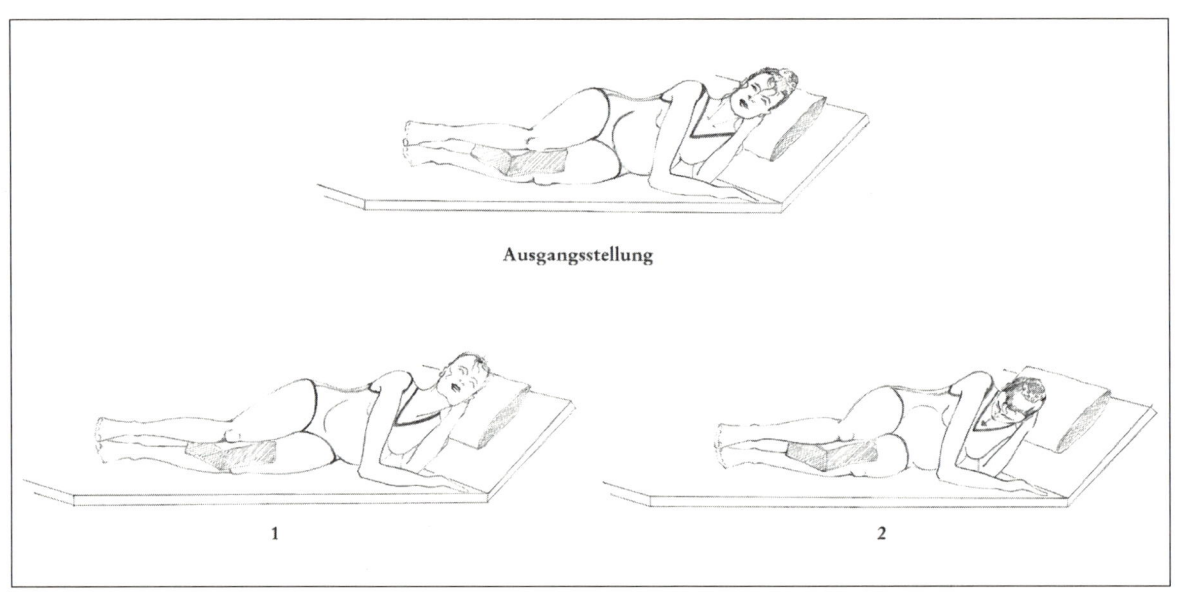

Ausgangsstellung

1   2

Darauf mußt Du bei der Ausführung besonders achten:

– Laß Dir die Rückenlehne vom Kreißbett so einstellen, daß Dein Oberkörper halb senkrecht ist, Du Dich aber noch bequem nach hinten strecken kannst.

– Lege Dir zwischen die Knie ein Kissen, damit das Becken entlastet ist.

– Suche Dir die Armstellung, die Dir bequem ist.

– Kippe beim Einatmen das Becken nach vorn und strecke den Kopf nach hinten, kippe beim Ausatmen das Becken nach hinten und beuge den Kopf nach vorn, NIE umgekehrt.

– Vergiß die 5-Sekunden-Atempause nach dem Ein- und Ausatmen nicht.

– Versuche in der Austreibungsphase, wenn Du Preßdrang verspürst, während der Atempause nach dem Ausatmen zu schieben.

Ausführung des SINGSCHWANS
(ohne Partner)

Ausgangsstellung: Lege Dich wie abgebildet und beschrieben auf das Kreißbett.

Schritt 1 Während Du einatmest (Bauch raus), kippst Du das Becken nach vorn und streckst den Kopf nach hinten; halte die Luft 5 Sekunden lang an.

Schritt 2 Während Du ausatmest (Bauch rein), kippst Du das Becken nach hinten und beugst den Kopf auf die Brust; mache wieder die 5-Sekunden-Atempause.

Wiederhole den Vorgang so lange, bis die Wehe vorüber ist.

Im Kreißbett

<u>KIRSCHBAUM</u>

Anwendungsperiode: In der Übergangs- und Geburtsphase, während der Wehen; besonders zur Linderung von Kreuzschmerzen während der Geburtsphase.

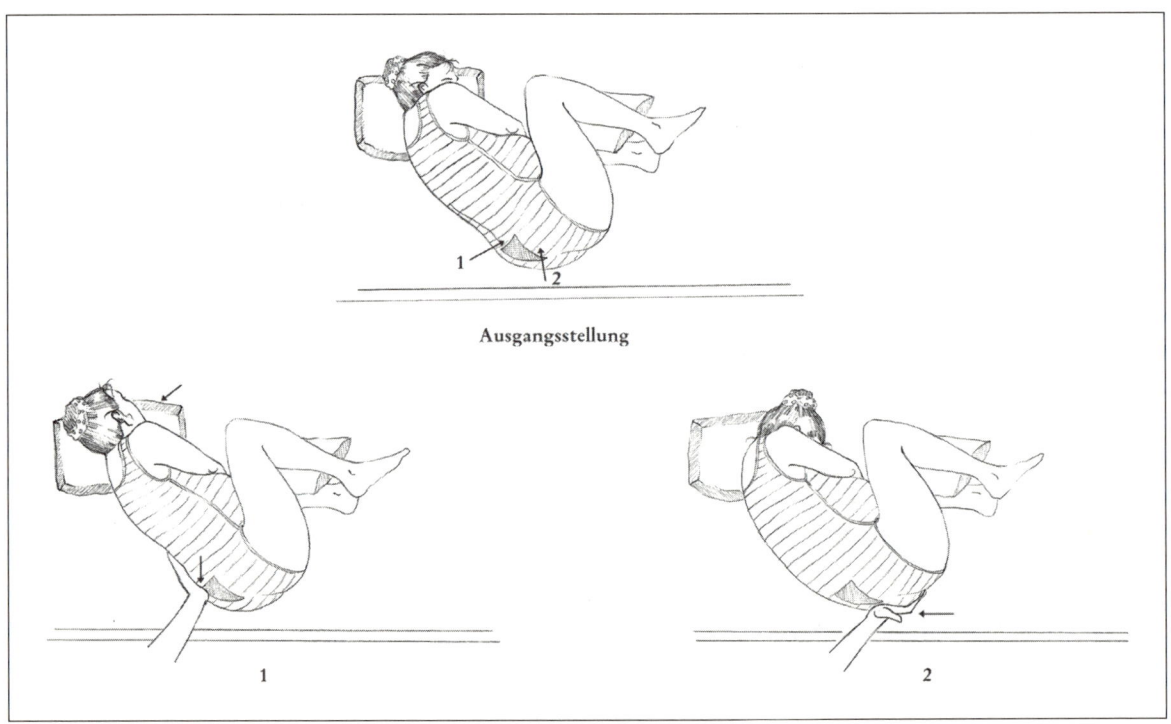

Ausgangsstellung

1

2

Darauf mußt Du bei der Ausführung besonders achten:

– Die abgebildete Armstellung ist nicht zwingend, suche Dir eine aus, die für Dich am angenehmsten ist.
– Klemme ein kleines Kissen oder ein zusammengerolltes Handtuch zwischen die Knie, damit das Becken entspannt ist.
– Liege mit dem Oberkörper halbhoch und nicht flach.
– Wenn Du es vorziehst, Dich in der abgebildeten Stellung zu bewegen, streckst Du beim Einatmen den Kopf nach hinten und drückst leicht das Kreuz durch; beim Ausatmen rollst Du Dich nach vorn zusammen.
– Versuche in der Austreibungsphase, wenn Du Preßdrang verspürst, während der Atempause nach dem Ausatmen zu schieben.

Darauf muß die Hilfsperson achten:

– Üben Sie beim Einatmen einen Druck mit dem Handballen auf die Kreuzbeinbasis aus; und beim Ausatmen auf die Kreuzbeinspitze.
– Die Kreuzbeinbasis befindet sich ungefähr eine Handbreit unterhalb der Linie der Taille (siehe Pfeil 1), die Kreuzbeinspitze liegt in etwa da, wo der Gesäßspalt beginnt (Pfeil 2).
– Passen Sie die Druckstärke den Wünschen der Frau an.
– Versuchen Sie gemeinsam herauszufinden, welches die wirksamste Druckrichtung ist: rotieren im Uhrzeiger- oder Gegenuhrzeigersinn, nach oben, nach unten oder von unten nach oben, von einer Seite zur anderen.
– Geben Sie ihr laut den Atemrhythmus an und zählen Sie die Sekunden vor.

Ausführung des KIRSCHBAUMS

Ausgangsstellung: Lege Dich entspannt, wie abgebildet und beschrieben, auf die Seite.

Schritt 1 Während Du einatmest (Bauch raus), übt Dein Partner einen Druck mit dem Handballen auf Deine Kreuzbeinbasis und zählt die Atempause: 1 Sekunde, 2 Sekunden, 3 Sekunden, 4 Sekunden, 5 Sekunden.

Schritt 2 Während Du ausatmest (Bauch rein), übt Dein Partner einen Druck mit dem Handballen auf Deine Kreuzbeinspitze aus und zählt wieder die 5-Sekunden-Atempause vor.

Wiederholt den gesamten Vorgang so lange, bis die Wehe vorüber ist.

TEIL III

ÜBUNGSPROGRAMME UND ÜBUNGSTAGEBUCH

Was ich höre, kann ich vergessen,
was ich sehe, kann ich mir merken,
aber was ich tue, kann ich verstehen!

ÜBUNG
MACHT DIE MEISTERIN

»Wie können Sie sich nur die Noten alle merken«, wollte ich von einem Pianisten wissen, der gerade ein Mozart-Klavierkonzert ohne Noten gespielt hatte. »Nicht mein Gehirn merkt sich die Noten, sondern meine Finger!« antwortete er und erklärte mir, daß die Finger durch das ständige Üben automatisch wüßten, welche Noten sie zu spielen hätten. Das trifft im Grunde bei allen Handlungen zu, die wir immer wiederholen.

Wir brauchen nicht erst zu überlegen, welche Bewegung wir wann ausführen müssen, unser Körper vollzieht sie ganz automatisch. Genauso sollte es bei den Zilgrei-Übungen sein, vor allem bei jenen, die Du während der Geburt anwenden wirst. Du kannst nicht erst überlegen, wenn Dich die Wehe erfaßt, sie trägt Dich fort, ohne darauf Rücksicht zu nehmen, ob du nun weißt, wie Du mit ihr umgehen sollst oder nicht. Du wolltest doch aktiv mit ihr zusammenarbeiten, oder nicht? Die Devise lautet deshalb: Übe täglich zweimal etwa 10 Minuten. Nur so lernt Dein Körper, im entscheidenden Moment das Richtige zu tun.

Damit es Dir leichter fällt, die in diesem Buch angebotenen Selbstbehandlungen und Übungen in die Praxis umzusetzen, habe ich hier einige Übungsprogramme zusammengestellt, die Dir als Anhaltspunkt für Dein persönliches Programm dienen können. Bedenke aber, daß dies nur Beispiele sind; Dein persönliches Programm setzt sich aus jenen Selbstbehandlungen zusammen, die bei Dir die beste Wirkung zeigen oder bei denen Du Dich am wohlsten fühlst.

»Ich habe keine Zeit«, gilt nicht, denn zweimal 10 Minuten am Tag für Dich und Dein Kind kannst Du gewiß aufbringen!

Zum Einstieg in den Tag

Sofern Dein Bett einigermaßen hart ist und Du nicht einsinkst, mache den ADLER (Seite 88) im Bett vor dem Aufstehen, sonst auf dem Boden. Teste zuerst, welches Deine Zilgrei-Bewegungsrichtung ist. Dauer der Anwendung zirka 2 Minuten (5 Atmungszyklen und Test).

Standardprogramm nach dem Aufstehen

Selbstbehandlung SCHWAN, Seite 84
Selbstbehandlung EISVOGEL, Seite 86
Selbstbehandlung KRANICH, Seite 90
Wähle jeden Morgen zusätzlich eine andere Übung aus den Anwendungen für die Geburt, zum Beispiel SINGDROSSEL (Seite 105) usw.
Dauer der vier Anwendungen und Test: zirka 8 Minuten.

Standardprogramm vor dem Zubettgehen

Selbstbehandlung WIEDEHOPF, Seite 96
Selbstbehandlung SPIESSENTE, Seite 94
Selbstbehandlung EISVOGEL, Seite 86

Wähle auch jeden Abend zusätzlich eine weitere Übung aus den Anwendungen für die Geburt.
Auch dieses Programm dauert nicht länger als etwa 8 bis 10 Minuten.

Zum Tagesausklang

Mache wieder den ADLER (Seite 88) wie oben beschrieben.
Anhand der nachfolgenden Übungsbogen kannst Du ein Tagebuch über Deine Übungsfortschritte führen. Sie helfen Dir auch, Dich auf das zu konzentrieren, was Du empfindest, und diese Empfindungen festzuhalten. Das bedingt natürlich, daß Du vor jeder Übung die entsprechenden Testbewegungen machst, auch für jene, die Du unter der Geburt anwenden wirst. Da Du die meisten davon auch zur Bekämpfung von Rücken- und Kreuzschmerzen anwenden kannst, solltest Du auch bei den Übungen für die Geburt, die dann ja in beiden Bewegungsrichtungen eingesetzt werden, trotzdem die Testbewegungen machen. So kannst Du herausfinden, ob die eine oder andere Bewegung unangenehm oder schmerzhaft ist. Sollte das der Fall sein, machst Du die Übung nur in der Richtung, in der keine Symptome auftreten.

BEISPIEL: Übung RINGDROSSEL (Seite 108) – Bei der Testbewegung nach hinten und nach vorn fin-

dest Du heraus, daß Dir das Strecken des Körpers nach hinten unangenehm ist. Du wirst dann die Übung folgendermaßen ausführen:

Schritt 1   Atme in der Ausgangsstellung ein und mache die 5-Sekunden-Atempause.

Schritt 2   Während Du ausatmest, beugst Du den Körper leicht nach vorn und bleibst in dieser Stellung während der 5-Sekunden-Atempause.

Schritt 3   Während Du einatmest, kehrst Du wieder in die Ausgangsstellung zurück und machst die 5-Sekunden-Atempause.

Den gesamten Vorgang wiederholst Du insgesamt fünfmal.

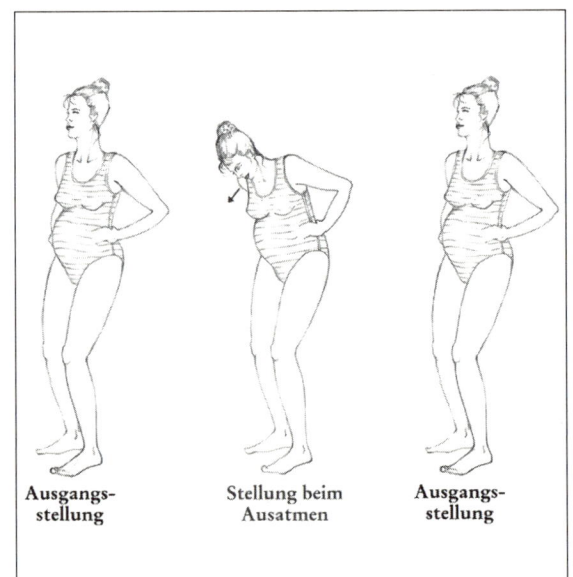

Ausgangs-
stellung
     Stellung beim
Ausatmen
     Ausgangs-
stellung

Treten die Symptome dagegen bei der Bewegung nach vorn auf, würdest Du umgekehrt verfahren:

Schritt 1   Während Du einatmest, streckst Du den Körper leicht nach hinten und bleibst in dieser Stellung während der 5-Sekunden-Atempause.

Schritt 2   Während Du ausatmest, kehrst Du in die Ausgangsstellung zurück und machst die 5-Sekunden-Atempause.

Diesen Vorgang wiederholst Du insgesamt fünfmal.

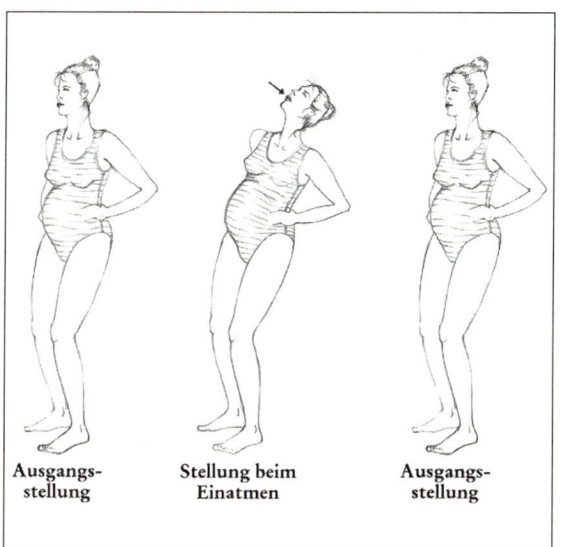

Ausgangs-   Stellung beim   Ausgangsstellung   Einatmen   stellung

Auf den Seiten 143, 154, 155 findest Du die Rubrik »Heute morgen fühle ich mich:« Nimm Dir vor dem Aufstehen eine Minute Zeit und versuche zu erfassen, wie Du Dich fühlst. Diese kleine Übung ist wichtig, um Deine Fähigkeit zur Selbstwahrnehmung zu entwickeln. Halte in zwei, drei Worten Deinen Gefühlszustand beim Aufwachen fest, zum Beispiel: froh, mißmutig, voller Energie, müde, glücklich, unruhig, usw. Wenn Du Zeit hast, sehe Dir am Abend kurz an, ob sich Dein Gemütszustand fortgesetzt und wie er Deinen Tag geprägt hat.

Bei Selbstbehandlungen und Übungen kannst Du auf dem Bogen einfach das ausstreichen, was nicht zutrifft.

Testbewegungen für	Symptom tritt auf bei der Bewegung nach	Übung gemacht nach	Wirkung der Übung
SCHWAN Links Rechts	Links / Rechts	Links / Rechts	
EISVOGEL Links Rechts	Links / Rechts	Links / Rechts	

140

Testbewegungen für	Symptom tritt auf bei der Bewegung nach	Übung gemacht nach	Wirkung der Übung
ADLER Beine links Beine rechts	Beine links Beine rechts	Beine links Beine rechts	
KRANICH Linker Fuß vorn Rechter Fuß vorn	Linker Fuß vorn Rechter Fuß vorn	Linker Fuß vorn Rechter Fuß vorn	

Testbewegungen für	Symptom tritt auf bei der Bewegung nach	Übung gemacht nach	Wirkung der Übung
ORTOLAN Rechtes Bein Linkes Bein	Rechtes Bein Linkes Bein	Rechtes Bein Linkes Bein	
SPIESSENTE Knie auseinander Knie zusammen	Knie auseinander Knie zusammen	Knie auseinander Knie zusammen	

142

Heute morgen fühle ich mich

Mein ZILGREI-TEST am _____, dem _____

Testbewegungen für	Symptom tritt auf bei der Bewegung nach	Übung gemacht nach	Wirkung der Übung
SINGDROSSEL Nach hinten Nach vorn	Hinten Vorn	Hinten Vorn	
SEIDENSCHWANZ Nach links Nach rechts	Links Rechts	Links Rechts	

Testbewegungen für	Symptom tritt auf bei der Bewegung nach	Übung gemacht nach	Wirkung der Übung
BENGALIN Nach vorn Nach hinten	Vorn Hinten	Vorn Hinten	
RINGDROSSEL Nach hinten Nach vorn	Nach hinten strecken Nach vorn beugen	Nach hinten strecken Nach vorn beugen	

Mein ZILGREI-TEST am _____, dem _____

Testbewegungen für	Symptom tritt auf bei der Bewegung nach	Übung gemacht nach	Wirkung der Übung
WASSERAMSEL Nach hinten Nach vorn	Hinten Vorn	Hinten Vorn	
ROTDROSSEL Nach hinten Nach vorn	Hinten Vorn	Hinten Vorn	

Testbewegungen für	Symptom tritt auf bei der Bewegung nach	Übung gemacht nach	Wirkung der Übung
PRACHTTAUCHER Nach links Nach rechts	Links Rechts	Links Rechts	
ZIMTROLLER Nach links Nach rechts	Links Rechts	Links Rechts	

Testbewegungen für	Symptom tritt auf bei der Bewegung nach	Übung gemacht nach	Wirkung der Übung
FITIS Nach vorn Nach hinten	Vorn Hinten	Vorn Hinten	
BLAUMERLE Nach vorn Nach hinten	Vorn Hinten	Vorn Hinten	

Testbewegungen für	Symptom tritt auf bei der Bewegung nach	Übung gemacht nach	Wirkung der Übung
GRÜNSPECHT Nach vorn Nach hinten	Vorn Hinten	Vorn Hinten	
BRAUTENTE Nach links Nach rechts	Links Rechts	Links Rechts	

Mein ZILGREI-TEST am _____, dem _____

Testbewegungen für	Symptom tritt auf bei der Bewegung nach	Übung gemacht nach	Wirkung der Übung
EIBE Hohlkreuz Rundkreuz	Hohlkreuz Rundkreuz	Hohlkreuz Rundkreuz	
MAGNOLIE Nach hinten Nach vorn	Hinten Vorn	Hinten Vorn	

Testbewegungen für	Symptom tritt auf bei der Bewegung nach	Übung gemacht nach	Wirkung der Übung
MIMOSE Nach hinten　Nach vorn	Hinten Vorn	Hinten Vorn	
WEISSDORN Hohlkreuz Rundkreuz 	Hohlkreuz Rundkreuz	Hohlkreuz Rundkreuz	

Testbewegungen für	Symptom tritt auf bei der Bewegung nach	Übung gemacht nach	Wirkung der Übung
AKAZIE Nach hinten Nach vorn	Hinten Vorn	Hinten Vorn	
WEISSSTORCH Nach hinten Nach vorn	Hinten Vorn	Hinten Vorn	

Testbewegungen für	Symptom tritt auf bei der Bewegung nach	Übung gemacht nach	Wirkung der Übung
SINGSCHWAN Nach hinten Nach vorn	Hinten Vorn	Hinten Vorn	

Heute morgen fühle ich mich

Heute morgen fühle ich mich

LITERATURVERZEICHNIS

Lennart Nilsson, *Ein Kind entsteht,* Mosaik

Sheila Kitzinger, *Schwangerschaft und Geburt,* Kösel

Frédérick Leboyer, *Geburt ohne Gewalt,* Kösel

Michel Odent, *Die Geburt des Menschen,* Kösel

Lieselotte Kuntner, *Die Gebärhaltung der Frau,* Marseille Verlag

Marion Schreiber, *Die schöne Geburt,* Spiegel-Buch Rowohlt

Ingrid Mitchell, *Wir bekommen ein Baby,* Rowohlt Taschenbuchverlag

Dick-Read, *Mutterwerden ohne Schmerz,* Hoffmann & Campe

D. Liechti v. Brasch/Edith Risch/Ines Bitterli, *Körperschulung während Schwangerschaft und Rückbildung,* Bircher-Benner

Wie funktioniert das?, Meyers Lexikonverlag

Ludwig Janus (Hrsg.), *Erscheinungsweisen pränatalen und perinatalen Erlebens in den psychotherapeutischen Settings,* Textstudio Groß, Heidelberg

Hans Greissing/Adriana Zillo, *Neue Hoffnung: Zilgrei,* Mosaik

Hans Greissing/Adriana Zillo, *Zilgrei gegen Rückenschmerzen,* Mosaik

Hans Greissing/Adriana Zillo, *Zilgrei gegen Kopf- und Nackenschmerzen,* Mosaik

Janet Balaskas, *Aktive Geburt,* Kösel

Wolfgang Hans Hollweg, *Was verborgen ist im Menschen,* Centaurus Verlagsgesellschaft

Das sanfte Gesun
aus dem Mo

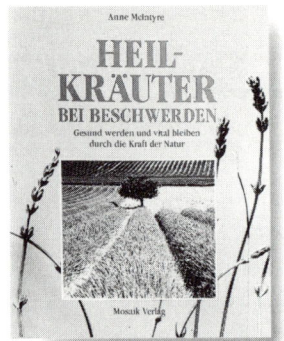

Anne McIntyre
Heilkräuter bei Beschwerden
96 Seiten, 94 Illustrationen
ISBN 3-576-10154-3

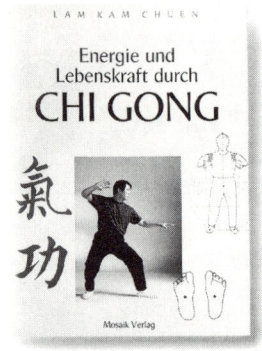

Lam Kam Chuen
Energie und Lebenskraft durch Chi Gong
192 Seiten, 192 Illustrationen
ISBN 3-576-10151-9

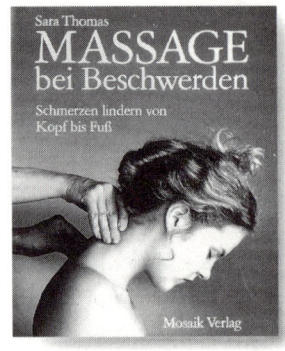

Sara Thomas
Massage bei Beschwerden
96 Seiten, 205 Abb.
ISBN 3-576-04639-9

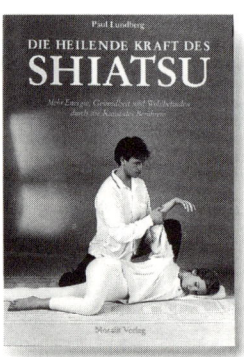

Paul Lundberg
Die heilende Kraft des Shiatsu
192 Seiten, 242 Farbfotos,
ISBN 3-576-10153-5

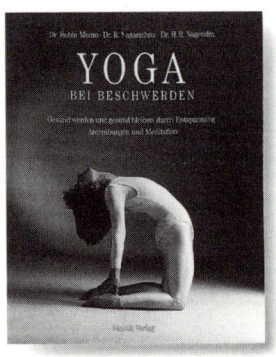

Monro/Nagarathna/Nagendra
Yoga bei Beschwerden
96 Seiten, 21 Farbfotos,
83 Illustrationen
ISBN 3-576-02535-9

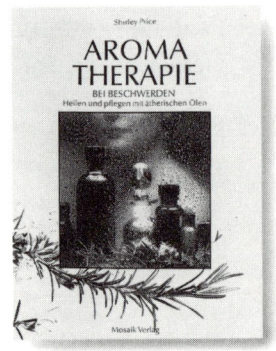

Shirley Price
Aromatherapie bei Beschwerden
96 Seiten, 21 Farbfotos,
84 Illustrationen
ISBN 3-576-10040-7

dheitsprogramm
saik Verlag

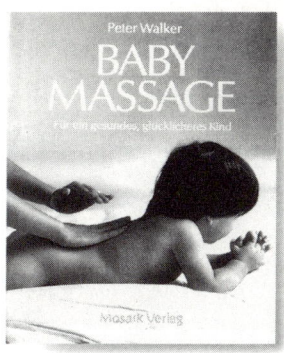
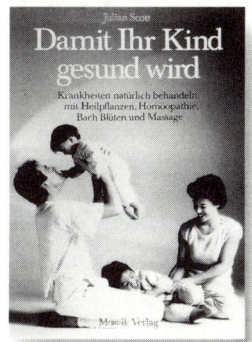
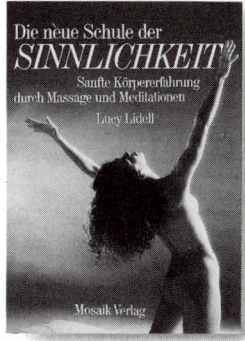
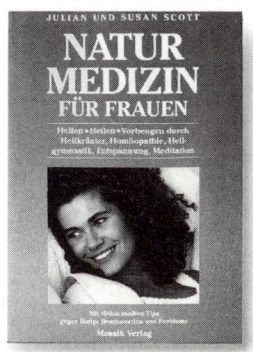
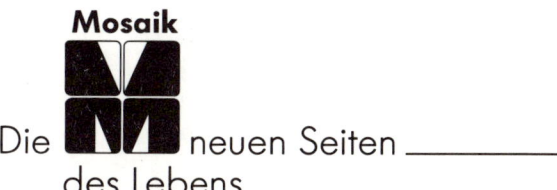

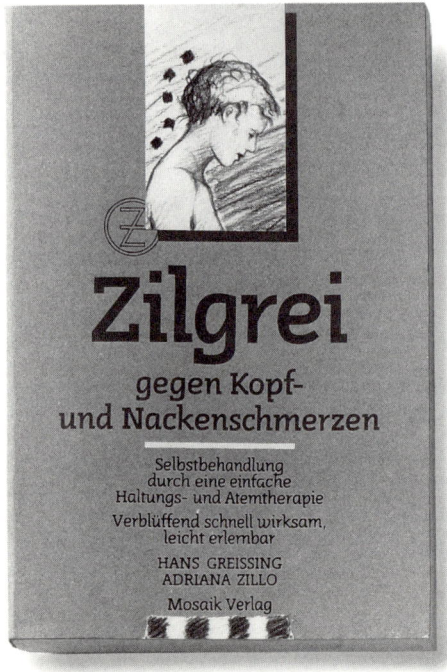
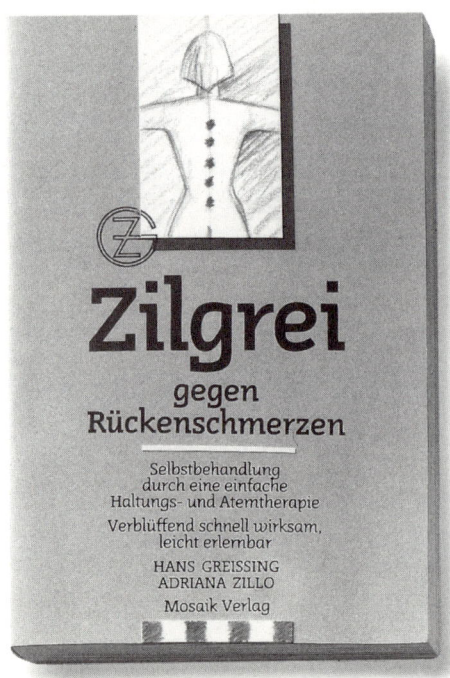
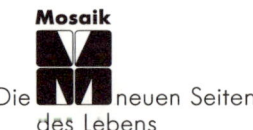